Von Eva Hanke und Ernst Wegner ist außerdem erschienen:

Apfelessig (Band 82195)

Über die Autoren:

Eva Hanke, geboren 1956, hat sich als Medizinjournalistin durch zahlreiche Buchveröffentlichungen und regelmäßige Beiträge für bekannte Illustrierte einen Namen gemacht. Ihr besonderes Anliegen ist es, die ganzheitliche Medizin stärker in das Bewußtsein der Öffentlichkeit zu rücken. Eva Hanke ist mit einem Arzt verheiratet und hat eine Tochter.

Ernst Wegner, geboren 1950, ist ausgebildeter Pharmakologe und hat sich nach seinem Studium und einigen Jahren Tätigkeit für große Arzneimittelkonzerne der Naturmedizin zugewandt und eine Weiterbildung zum Heilpraktiker absolviert. Er arbeitet heute als freier Berater und Gutachter mit Ärzten und Naturheilmedizinern zusammen.

Eva Hanke
Ernst Wegner

Honig

Süße Medizin und sanfte Kosmetik
für Ihr Wohlbefinden
Die besten Rezepte zur Selbstbehandlung

Knaur

Besuchen Sie uns im Internet:
www.droemer-knaur.de

Originalausgabe Dezember 1998
Copyright © 1998 bei Droemersche Verlagsanstalt
Th. Knaur Nachf., München
Alle Rechte vorbehalten. Das Werk darf – auch teilweise –
nur mit Genehmigung des Verlags wiedergegeben werden.
Konzeption und Realisation: Livingston Media Hamburg
Redaktion: Gerhild Gerlich
Umschlaggestaltung: Agentur Zero, München
Umschlagfoto: Stock Food, München
Satz: Ventura Publisher im Verlag
Druck und Bindung: Ebner Ulm
Printed in Germany
ISBN 3-426-82210-5

5 4 3 2 1

Inhalt

Vorwort: Wo Milch und Honig fließen 11
Honig: Seit Jahrtausenden geschätzt 13
Honig ist nicht gleich Honig 17
So ermitteln Sie einen heilkräftigen Honig:
   Ein tabellarischer Vergleich 19
Die Lebenswelt der Honigbienen 20
   Der Bienenstock 20
   Bienen müssen fleißig sein 22
   Jede Biene hat 10 000 schlechte Augen 23
   Bienen tanzen Geschichten 24
   Wer was wird, bestimmt die Wohnungsgröße 26
   Die Bienen als perfekte Klimaanlage 27
   Schwesternmord der Jungköniginnen 27
   Zustechen: Oft ein Selbstmordkommando 28
   Mumifizierte Einbrecher 29
   Architektur mit eingebautem Ungezieferschutz . . . 30
   Aus dem Tagebuch einer Arbeitsbiene 31
Die Bienenprodukte: Honig, Pollen, Propolis und
   Gelée Royale 32
   Honig: Wirkung und Definition 32
   Pollen: Wirkung und Inhaltsstoffe 34
   Propolis: Wirkung und Inhaltsstoffe 40
   Gelée Royale: Wirkung und Inhaltsstoffe 44
Der Reichtum des Honigs 49
   Die Wirkstoffe im Überblick 49

Die Mineralstoffe und Spurenelemente im
einzelnen 51
Die Vitamine im einzelnen 60
Der Umgang mit Honig: Vorsicht, Gefahr für
die Heilkraft 67
Honig statt Zucker: Warum? 69
Von der Akazie bis zum Wald: Die Honigsorten
und ihre Besonderheiten 71
Von Abführmittel bis Zahnfleischentzündungen:
Medizinische Anwendungen.................. 75
Abführmittel (für Kinder) 77
Abgespanntheit 78
Abszesse und Furunkel....................... 79
Adern, erweiterte............................ 80
Akne.. 81
Alterserscheinungen.......................... 82
Angina (Mandelentzündung) 83
Appetitlosigkeit 85
Asthma 86
Augen, müde................................ 87
Blähungen................................... 88
Blasenkatarrh................................ 89
Blutarmut 91
Blutdruck, niedriger.......................... 93
Brandwunden 93
Bronchitis 94
Diabetes 96
Durchblutung, schlechte...................... 97
Durchfall.................................... 98
Entzündungen............................... 100

Erkältung	101
Erschöpfung	104
Falten	106
Fieber	106
Fingernägel	109
Flechten	110
Frostbeulen	111
Frühjahrsmüdigkeit	112
Furunkel, siehe Abszesse	79
Gallenbeschwerden	115
Gastritis, siehe Magenschleimhautentzündung	144
Gelbsucht	117
Gelenk-, Sehnen- und Muskelerkrankungen	118
Gerstenkorn	119
Gicht	120
Grippaler Infekt	122
Gürtelrose	124
Haarausfall, -schäden	125
Halsschmerzen, siehe Angina (Mandelentzündung)	83
Hände, aufgesprungene	126
Hämorrhoiden	127
Harnwegsinfektionen, siehe Blasenkatarrh	89
Hautkrankheiten	128
Hefepilzinfektionen, siehe Pilzinfektionen	154
Heiserkeit, siehe Angina (Mandelentzündung)	83
Herpes	129
Herzprobleme	129
Heuschnupfen	130
Husten	133
Ischias	135

Kater. 136
Kehlkopfentzündung 137
Kopfschmerzen 138
Krampfadern 139
Kreislaufstörungen 141
Leberbeschwerden 142
Lippen, aufgesprungene 144
Magenschleimhautentzündung (Gastritis) 144
Magenschmerzen, siehe Magenschleimhaut-
entzündung. 144
Magersucht 146
Menstruationsbeschwerden. 147
Migräne 148
Müdigkeit, siehe Frühjahrsmüdigkeit. 112
Muskelkrämpfe 149
Nagelbettentzündungen 149
Nervenentzündungen 150
Nervosität 152
Nierenleiden 153
Pilzinfektionen 154
Prellungen. 156
Schlafstörungen 157
Schluckauf. 158
Schuppenflechte 159
Schwangerschaftsbeschwerden 160
Schwindel 160
Sonnenbrand. 162
Soor 163
Verbrennungen, siehe Brandwunden 164
Verletzungen 164

Verrenkungen, Verstauchungen. 164
Verstopfung. 165
Wadenkrämpfe, siehe Krampfadern 139
Warzen 168
Wechseljahrebeschwerden 169
Wunden 170
Zahnfleischentzündungen 171
Honigrezepturen für die Körperpflege. 172
Badezusätze 172
  Cremes, Masken und Lotionen 174
  Haarpflegemittel 176

Alle Angaben in diesem Buch beruhen auf dem aktuellen Stand von Wissenschaft und Forschung. Grundsätzlich sollten jedoch alle Befindlichkeitsstörungen mit einem Arzt besprochen werden, ehe eine Selbstbehandlung vorgenommen wird. Insbesondere muß abgeklärt werden, daß die vorliegenden Beschwerden nicht Symptome von Krankheiten sind, die dringender ärztlicher Behandlung bedürfen. Für den Erfolg bzw. die Richtigkeit der Anwendungen in jedem Einzelfall können Autoren, Produzenten oder Verlag keinerlei Gewähr übernehmen.

Vorwort:
Wo Milch und Honig fließen

Bienen produzierten schon Honig, als es den Menschen noch gar nicht gab – nämlich vor etwa sechs Millionen Jahren. Archäologen meinen mittlerweile sogar, daß die frühere Annahme, Rinder seien die ersten »Haustiere« des Menschen gewesen, falsch ist. Höchstwahrscheinlich hatte der Mensch schon lange vorher den Nutzen der Bienen erkannt.
Und so heißt es in den Büchern der Lehrweisheit und Psalmen im Alten Testament:

> Iß Honig, mein Sohn, denn er ist gut, Wabenhonig ist süß für den Gaumen. Wisse: Genauso ist die Weisheit für dich. Findest du sie, darin gibt es eine Zukunft, deine Hoffnung wird nicht zerschlagen.
> *Das Buch der Sprichwörter* 24, 13, 14

Und auch heute steht in wohl fast jedem Haushalt ein Glas Honig. Doch die wenigsten wissen, welchen Schatz sie damit besitzen, was man alles damit machen kann. »Heiße Milch mit Honig« ist nahezu das einzige Rezept, das jeder kennt. Schade – denn Honig ist praktisch ein Allheilmittel bei vielen alltäglichen Beschwerden, aber auch bei ernsthaften Erkrankungen. Wir möchten Ihnen mit diesem

Buch dabei helfen, Anwendungsmöglichkeiten und Wirkungsweisen dieses natürlichen Heilmittels zu entdecken. Denn es wäre wirklich schade, wenn das Glas mit dem kostbaren Honig nur einfach ein Mauerblümchen-Dasein in Ihrer Küche fristet.

Die Autoren

Honig:
Seit Jahrtausenden geschätzt

Honig kennt der Mensch seit etwa 15 000 Jahren, seit etwa 8000 Jahren werden Bienen als Haustiere gehalten, wird echte Imkerei betrieben. Etliche Höhlenmalereien zeugen fast weltweit davon. Und es scheint, als habe man das Rind erst viel später als Haustier entdeckt.

Die alten Ägypter zum Beispiel verehrten die Bienen regelrecht, die sie als lebendig gewordene Tränen des Sonnengottes Ra bezeichneten. Schon 4000 Jahre vor Christi Geburt fuhren sie ihre Bienenstöcke in Tonbehältern auf dem Nil spazieren und ließen die fleißigen Insekten tagsüber zu den schönsten Blütenteppichen ausschwärmen. Nachts fuhren sie dann weiter zu neuen Ernten. Zwar wurde auf diese Weise die Honigproduktion erhöht, doch blieb es weiterhin ein Privileg der Reichen und Mächtigen, Honig zu besitzen und anzuwenden. Den Pharaonen und ihren Familienmitgliedern wurde Honig auf die letzte Reise mit ins Grab gegeben. Die kleinen Gefäße waren zum Teil so luftdicht gestaltet, daß der Honig noch nach Jahrtausenden bei Öffnung der Grabstelle genießbar war.

Die Assyrer versuchten sogar, die toten Körper junger Prinzen mit Honig zu konservieren, bis auch der König starb und beide – Vater und Sohn – bestattet werden durften. Damals galt es als undenkbar, den Sohn vor dem Vater zu beerdigen. Ob Honig wirklich zur Mumifizierung beitrug, muß aber bezweifelt werden, wahrscheinlich ist die Propolis das Geheimnis.

Von Anfang an wurde Honig nicht nur als Nahrungsmittel, sondern auch als Medikament und Hilfsmittel zur Schönheitspflege verwandt. Kosmetisch sollen sowohl die sagenumwobene Königin von Saba als auch Kleopatra (69–39 v. Chr.) schon zum Honigtopf gegriffen haben. Sie legten Honigmasken auf, um ihre Haut zu verschönern.

Für die Griechen waren Bienen die »Boten der Göttinnen«, und die griechische Mythologie erzählt, daß Gottvater Zeus als Kind von Bienen genährt wurde. Quasi in der Nachbarschaft hielten sich die alten Römer auf ihren Gütern oft eigens einen Sklaven, der nur für die Pflege ihrer Bienenstöcke zuständig war.

Die Germanen erlernten die Imkerkunst von den Römern und tranken leidenschaftlich gern Honigwein (Met). Von ihm gaben sie sogar ihren Toten etwas ins Grab, wie archäologische Funde zeigten.

Gingen die Wikinger auf Fahrt, soll immer ein Faß Honig an Bord gewesen sein. Was sehr klug war, denn Honig gab den Männern die Kraft zum Durchhalten. Sie waren auf diese Weise mit den wichtigsten Mineralstoffen und Vitaminen versorgt, Frischware kannte man auf hoher See nicht.

Für wie wichtig man Honig hielt, macht die Rechtsprechung des Mittelalters deutlich. Sie sah vor, Dieben von Bienenstöcken entweder das Leben oder zumindest eine Hand zu nehmen. Eine Härte, die vergleichbar ist mit dem Aufhängen von Menschen im Wilden Westen bei Pferdediebstahl. Begründung damals: Wer in unwirtlicher Gegend sein Pferd verlor, hatte zu Fuß kaum eine Überlebenschance. Wer also ein Pferd stahl, nahm den Tod seines Reiters in Kauf. Als ähnlich existentiell bedrohlich muß Jahrhunderte zuvor der Verlust eines Bienenstocks angesehen worden sein.

Auch die Religionen (nicht nur die der Griechen) beschäftigten sich mit den Bienen und ihrem nahrhaften Saft: In der Bibel finden sich insgesamt 300 Stellen, die sich dem Honig widmen. Das Gelobte Land, so heißt es im Buch Exodus, in das Mose die Israeliten führen soll, ist »ein Land, in dem Milch und Honig fließen« (Ex 3, 8, 17). Das hieß, daß es dort Nahrungsmittel in Hülle und Fülle geben sollte. Und im Christentum galt die Biene lange als Zeichen der Jungfräulichkeit, da man über ihre Fortpflanzungstechnik nichts wußte. Und es gibt eine Legende, nach der der Kirchenlehrer und Heilige, Ambrosius von Mailand (338–397 n. Chr.) als Kind von einem Bienenschwarm angeflogen worden war und dieser sich auf seinem Gesicht niedergelassen hatte und ihm sogar in den Mund gekrochen war. Dort hätten ihn die Bienen mit ihrem Nektar genährt. Die Gläubigen deuteten dieses Ereignis damals als Botschaft Gottes, als Zeichen, daß er mit diesem Kind noch viel im Sinn hatte. Der hl. Ambrosius wird deshalb in allen kirchlichen Darstellungen mit einem Bienenkorb in der Hand gezeigt.

»Die erste Wohltat, die Gott dem Menschen entzieht, ist der Honig.« Mit diesem Satz wird der Prophet Mohammed (570–632 n. Chr.) im islamischen Glauben zitiert. Denn auch dort gehörte Honig (der im Koran noch öfter als in der Bibel erwähnt wird) zu den erlaubten Genußmitteln, sein Entzug galt als göttliche Strafe.

Honig verlor erst im letzten Jahrhundert seine Bedeutung als Nähr- und Süßstoff, als die Herstellung von Zucker aus Zuckerrohr und Rüben zunahm und sich als wesentlich krisenfester, unkomplizierter herausstellte. Denn Bienen reagieren sehr empfindlich auf klimatische oder umwelttechnische Veränderungen. Außerdem schien mit dem Zucker ein Süßungsmittel »erfunden«, das den Speisen ausschließlich einen süßen Geschmack verlieh. Im Gegensatz zum Honig. Der hat, je nach der Blüte, aus der er gewonnen wird, einen mehr oder minder starken Eigengeschmack. Erst Probleme wie Karies, Übergewicht und Diabetes ließen Zweifel am Segen des Zuckers aufkommen. Aber trotz der einsetzenden Rückbesinnung auf den Honig hat er noch lange nicht die medizinische und kosmetische Bedeutung wiedererlangt, die ihm gebührt.

Honig ist nicht gleich Honig

Eine Untersuchung der Zeitschrift *Öko-Test* (Heft 2/1998) in Zusammenarbeit mit dem ZDF hat es gezeigt: Viele Honigsorten nennen sich »naturrein« und enthalten zwar weniger Chemie, sind aber Produkte von bösen Panschern, manchmal sogar mit Zucker versetzt. Dieser Müll hat weder in der Hausapotheke noch in der Küche etwas zu suchen. Von insgesamt 29 getesteten Honigen erreichten nur etwa die Hälfte ein »empfehlenswert«, acht waren »eingeschränkt empfehlenswert«, einer »weniger empfehlenswert« und fünf »nicht empfehlenswert«.

Sogar zwei chemische Stoffe wurden bei den Untersuchungen nachgewiesen: Phenol (in kleineren Mengen unschädlich) deutet darauf hin, daß der Imker mit aggressiven Mitteln seine Bienen vertrieb, um in Ruhe ernten zu können. Der andere Stoff ist Streptomycin, ein Antibiotikum, das gegen Faulbrut im Bienenstock eingesetzt wird und auch beim Menschen antibiotisch wirken kann. Der höchste Wert dieses Mittels wurde ausgerechnet in einem besonders teuren Glas »Extra-Auslese-Honig« ermittelt.

Die Gründe für die schlechte Einstufung und Beurteilung vieler Honigproben sind aber das eigentlich Interessante dieser Untersuchung: In einem Fall wurde sogar Fremdzucker zugesetzt, in anderen Fällen wurde Sortenhonig falsch ausgelobt. Klartext: Die auf dem Etikett genannte

Pollensorte konnte in den Untersuchungen nicht in entsprechendem Maße nachgewiesen werden. Noch übler: In drei Fällen war der Honig wärme- und lagerungsgeschädigt, in drei weiteren Fällen wurden Hefepilze nachgewiesen, was darauf hindeutet, daß dem Naturprodukt gegorener Honig zugesetzt worden war, oder daß durch spätere künstliche Trocknungsmethoden (Ursache für die Gärung: zu frühe Ernte; die Bienen hatten keine Zeit, den Saft zu trocknen) ein Gärungsprozeß gestoppt wurde. In jedem Fall ist so ein Honig ohne jede Wirkung auf Gesundheit und Wohlbefinden. Ebenso könnte man Zucker lutschen.

Ergebnisse derartiger Untersuchungen können aber immer nur Stichprobencharakter haben, eine Momentaufnahme sein. Jede Honigernte bringt andere Werte mit sich. Es ist also schwer, aus solchen Tests Faustregeln abzuleiten, mit denen den Verbrauchern eine praktische Einkaufshilfe gegeben werden kann. Nicht mal das Einheitsglas des Deutschen Imkerbundes garantiert für naturreinen, sauberen Honig, fand sich doch unter seinen Gläsern ein Honig, der nicht richtig ausgelobt war. Außerdem bedienen sich Hersteller, die nicht dem Deutschen Imkerbund angehören, derselben Gläser (deshalb immer auch auf den grünen Stempel des Imkerbundes achten) und füllen womöglich zu schnell geernteten, gegorenen Honig ein, der wirklich nicht empfehlenswert ist. Dieser Gläsermißbrauch ist schon deshalb zu verurteilen, weil der Deutsche Imkerbund für seine Produkte sogar noch höhere Maßstäbe anlegt als die Deutsche Honig-Verordnung.

Auch das Preisniveau sagt nichts über die Qualität des Bienensaftes aus: Unter den empfehlenswerten Sorten waren 500 Gramm für 2,29 Mark (z. B. Immenland, Imker-Honig von Penny und Goldland Bienenhonig von der Aldi-Südkette) bis 11 Mark (Kraft – Echter Deutscher Honig) erhältlich. Unter den nicht empfehlenswerten war aber auch einer, der 10,45 Mark (im Bioladen!) kostete, aber nicht den Leitsätzen des Deutschen Lebensmittelbuches entsprach (das sind gegenüber der Honig-Verordnung gesteigerte Qualitätsanforderungen, die aber unterhalb der Anforderungen des Deutschen Imkerbundes liegen).

So ermitteln Sie einen heilkräftigen Honig: Ein tabellarischer Vergleich

Merkmale eines guten Honigs	*Merkmale eines minderwertigen Honigs*
trockene Oberfläche	selbst in kandiertem Zustand noch eine feuchte Oberfläche
angenehmer, aromatischer Geruch	Fremdgeruch und -geschmack (z. B. Karamel deutet auf Zuckerzugabe)
zähflüssig bis fest, aber gut streichfähig	dünnflüssig und ungleichmäßig kristallisiert
sieht auch in kristallisiertem Zustand noch homogen aus	enthält sichtbare Verunreinigungen
Sorten wie z. B. Raps-, Klee-, Linden-, Heidehonig müssen relativ schnell kristallisieren	tut er das nicht, müssen Sie davon ausgehen, daß er über 40 Grad erhitzt wurde und damit alle seine wertvollen Inhaltsstoffe vernichtet sind

Die Lebenswelt der Honigbienen

Der Bienenstock

Der griechische Philosoph Aristoteles (384–322 v. Chr.) bezeichnete den Bienenstock als das »Abbild eines vollkommen eingerichteten Staates«. Und tatsächlich läßt einem das, was die Wissenschaft bis heute über das Leben der Bienen herausgefunden hat, den Atem stocken. Es geht um eine Königin, auch Weisel genannt, die nur einmal im Leben Sex hat, aber etwa eine Million Eier in ihrem Leben legt; es geht um Männer, die echt schlecht behandelt werden und um Frauen, die mal wieder die meiste Arbeit haben. Außerdem geht es noch um eine choreographische Kommunikation und um ein ausgeklügeltes Lebenssystem. Jeder Bienenstock besteht in etwa aus

1. einer einzigen Königin, die um die zwei bis zweieinhalb Zentimeter groß ist und bis zu fünf Jahre alt wird. Sie speichert in einer Körpertasche den Samen einer einzigen Liebesnacht (Hochzeitsflug) mit zehn bis 15 Partnern (Gatten) über Jahre und bedient sich ab dann quasi selbst, ansonsten läßt sie sich von den Arbeiterinnen verwöhnen; sie ist übrigens die einzige, die ihren Giftstachel beim Einsatz nicht verliert, also auch bei seinem Gebrauch nicht sterben muß;
2. zwischen 500 und 2000 Drohnen, die zwischen 1,5 und

1,7 Zentimeter groß sind und außer zur Befruchtung der Königin zu gar nichts taugen. Sie werden von den Arbeiterinnen gefüttert und haben – ist die Königin erst mit der Eiablage beschäftigt – nur noch eine Lebenserwartung von wenigen Wochen (insgesamt knapp zwei Monate), dann stellen die Arbeiterinnen das Füttern der Drohnen ein, fallen immer öfter über sie her und werfen sie schließlich zu Hunderten aus dem Bienenstock, wo die hilflosen Nassauer, die nicht einmal stechen können, elendig verhungern (Drohnenschlacht); und selbst die zehn bis 15 Drohnen, die im Hochsommer bei der Königin landen konnten, sind nicht zu beneiden, denn bei der Begattung reißt sie ihnen die Fortpflanzungsorgane heraus – die Drohnen sterben; Drohnen entwickeln sich übrigens aus unbefruchteten Eiern, das heißt, sie haben keine Väter;

3. zwischen 20 000 und 60 000 Arbeitsbienen, die nur 1,2 bis 1,4 Zentimeter groß sind, aber ohne die weder die Königin noch die Drohnen auch nur die allergeringste Überlebenschancen hätten; sie sind sprichwörtlich fleißig, haben viele Aufgabengebiete, die sie beinahe rund um die Uhr erledigen (siehe »Aus dem Tagebuch einer Arbeitsbiene«). Arbeitsbienen sind unfruchtbare Weibchen, deren Lebensinhalt nur aus der Arbeit für andere besteht. Es gibt Sommerbienen, die nur zwei Monate der Saison erleben, und Winterbienen, die auch zum Schutz der Königin sieben bis acht Monate lang leben, den Stamm quasi über den Winter bringen; beide gehen in den ersten Lebenstagen regelrecht durch eine Lehre, in deren Verlauf sie alle Einsatzorte einer Arbei-

terin kennenlernen, aber nur die Sommerbienen (Flugbienen) verrichten den Außendienst, die Winterbienen (Stockbienen) verlassen den Stock kaum, die Arbeiterinnen sterben, wenn sie gezwungen sind, ihren Giftstachel einzusetzen, entweder binnen weniger Stunden oder spätestens innerhalb einer Woche.

Bienen müssen fleißig sein

In nur fünf Monaten (von Mai bis September ist Blütezeit) müssen Arbeitsbienen das Überleben eines Volkes von bis zu 60 000 Lebewesen sichern. In der Erntezeit muß das Volk wie ein gut geöltes Uhrwerk funktionieren. Und dabei kommt es allein auf das Überleben der Königin und ihrer Brut an. Das Leben des einzelnen zählt im Bienenstock nicht. Das gilt für die Soldatinnen, die das Einflugloch mit ihrem Leben schützen, genauso wie für die Trachtbienen (Sammlerinnen), die sich oft regelrecht totarbeiten, und die Drohnen, die beim Hochzeitsflug Entfernungen zurücklegen, die sie oft das Leben kosten, sowie für die Stockbienen, die putzen, füttern, präparieren, lagern, bauen und desinfizieren.

Allein die Aufzucht der täglich um bis zu 2000 Exemplare anwachsenden Brut, die zwischen 16 und 24 Tage betreut werden muß, ist sehr zeitaufwendig. Und wenn die Flugbienen mit Nektar, Pollen, Wasser und Kittharz nach Hause kommen, heißt es für die Stockbienen, die Ladungen zu bearbeiten, wobei die Nektarlieferung Vorrang hat, und alles sachgerecht zu lagern. So kann es vorkommen, daß

Trachtbienen, die reichlich Pollen in ihren Hinterbeinkörbchen gesammelt haben und oft nur noch mit Mühe und Not den Stock erreichen, dort dann stundenlang bewegungslos verharren müssen (die Pollenkörbchen hindern sie am Laufen oder Fliegen), bis ihnen jemand ihre schwere Fracht abnimmt. Andere liefern Propolis für die Bauarbeiterinnen, die nicht nur ständig neue Zellen schaffen oder angetrocknete Honigzellen mit Wachs verdecken, sondern auch ihre Bauwerke mit Propolis beschichten: zwecks Hygiene in dem Massenquartier. Auch sie müssen warten bis die Bienen im Stock Zeit haben, sich um ihre Beute zu kümmern.
Der sprichwörtliche Fleiß der Bienen ist übrigens nicht zwanghaft. Auch in einem Bienenstock gibt es Tage, an denen nicht soviel los ist. Und dann suchen sich die Immen auch keine Arbeit, sondern ruhen sich einfach nur mal richtig aus.

Jede Biene hat 10 000 schlechte Augen

Zwei riesige Facettenaugen sind das auffälligste am Bienenkopf. Jedes einzelne besteht aus 5000 Einzelaugen und drei Punktaugen, die auf Lichtreize reagieren. Wer jetzt aber meint, durch diese aufwendige Konstruktion könnten die Bienen besser sehen als die Menschen, der irrt. Tatsächlich sieht eine Biene etwa 100mal schlechter als der Mensch. Ihr Sehvermögen ist am größten im Flug; sitzen Bienen herum, sind sie fast blind, weshalb sie auch für zuschlagende Menschen ein leichtes Opfer darstellen. Allerdings gewähren diese Facettenaugen der Biene eine ungewöhnliche Rundumsicht. So kann – im Gegensatz zum Menschen – eine Biene auch sehen, was in ihrem Rücken passiert.

Bienen tanzen Geschichten

Einige Bienen im Stock arbeiten regelrecht als Pfadfinder. Egal, ob es gilt, neue Nahrungsgebiete aufzutreiben oder dem Stock einen neuen Wohnsitz zu besorgen: Die Such- oder Spürbienen fliegen voran. Um dann einen Stamm von rund 60 000 Bienen an einen neuen Ort zu führen, wäre einfaches Vorwegfliegen schon wegen der schlechten Augen nicht die beste Methode, den anderen ihren Weg zu weisen. Das machen Bienen, indem sie der restlichen Stockpopulation etwas vortanzen. Es gibt zwei Arten von Tänzen: der Rund- und der Schwänzeltanz. In jedem Fall (siehe Grafik) ist die Richtung, in der die Biene ihren Tanz startet, von großer Bedeutung: Sie verrät den anderen, ob sie auf die Sonne zufliegen oder von der Sonne wegfliegen sollen. Das ist deshalb so entscheidend, weil sie ihnen ja etwas beschreiben muß (den Stand der Sonne), was man im Stock nicht sehen kann. Mit dem Rundtanz, der einen großen Kreis mit kleiner Innenschleife beschreibt, werden die »Kolleginnen« über Futtervorräte in einem Umkreis von 50 Metern rund um den Stock informiert. Beim Schwänzeltanz (für alle Stockquartiere und Futtervorräte über 50 Meter Entfernung) formt die Biene quasi zwei nierenförmige Halbkreise, deren Mittellinie eine besondere Bedeutung hat. Anhand ihres Winkels erkennen die

Bienen, in welche Richtung sie fliegen müssen. Also angenommen, die Suchbiene beschreibt auf der Wabe einen Tanz in Richtung oben (zur Sonne) und legt die Mittellinie links in einen Winkel von ca. 15 Grad aus, dann verlassen die Trachtbienen den Stock und richten sich auf 15 Grad westlich der Sonne aus. Sogar die Entfernung erkennen die Bienen am Schwänzeltanz. Und zwar zählt die Häufigkeit des Tanzes pro Minute. Ist der Futtervorrat 100 Meter entfernt, tanzt die Biene 38mal, bei 500 Metern 24mal, bei 1000 Metern 16- und bei fünf Kilometern nur noch achtmal pro Minute.

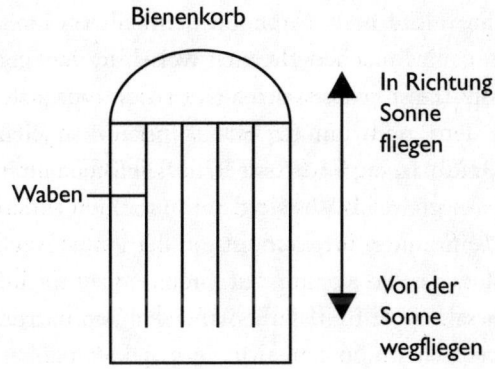

Wer was wird, bestimmt die Wohnungsgröße

Ob ein Ei befruchtet werden muß oder nicht, erkennt die Königin an den Zellen. Die der zukünftigen Arbeiterinnen sind kleiner als die der zukünftigen männlichen Bienen (Drohnen), und die Prinzessinnen, die Jungköniginnen, wohnen in speziellen, zapfenförmigen Königinnenzellen (Weiselzellen). Obwohl die Königin bis zu 2000 Eier am Tag legt, macht sie bei ihrer Arbeit keine Fehler.

Allerdings legt sie auch nur Eier. Zu etwas anderem hat sie – obwohl sie im Gegensatz zu den Drohnen immerhin in der Lage ist, sich selbst zu ernähren – gar keine Zeit. Das heißt, ihre Hofdamen (Arbeiterinnen) übernehmen ihre Fütterung mit Gelée Royale, auch Weiselfuttersaft genannt, putzen sie, transportieren ihren Kot ab und sorgen für die richtige Temperatur um sie herum (siehe »Die Bienen als perfekte Klimaanlage« auf Seite 27). Die Hofdamen werden ständig ausgetauscht. Was sie dann mitnehmen und unter den Arbeiterinnen verteilen, ist ein bestimmter Stoff, ein Pheromon, das die Königin auf ihrem Panzer trägt. Dieses Pheromon sorgt dafür, daß die Arbeiterinnen unfruchtbar, ihre Fortpflanzungsorgane unterentwickelt bleiben. Auf diese Weise hat die Natur dafür gesorgt, daß der Königin und den Prinzessinnen die Fortpflanzung des Volkes vorbehalten bleibt.

Die Bienen als perfekte Klimaanlage

Bienen haben für Temperaturen ein sehr feines Gefühl. Sie bemerken schon Schwankungen von nur 0,25 Grad Celsius. Steigt die Temperatur im Stock, die immer bei etwa 35 Grad liegen soll, plötzlich an, überziehen die Arbeiterinnen die Waben mit einem dünnen Wasserfilm und fächeln ihnen mit ihren Flügeln Kühlung zu. Das können die kleinen Insekten schaffen, weil ihre Flügel bis zu 200 Schläge in der Sekunde leisten können. Stellt man im Hochsommer eine Kerze vor ein Flugloch, verlischt die Flamme durch den Wind, der im Stock entfacht wird.

Wenn im Herbst die Temperaturen sinken, rotten sich die Winter-Arbeiterinnen um die Königin und auf der Brut zu einer Heizdecke zusammen. Mit ihren Brustmuskeln können sie spürbare Wärme übertragen und die Umgebungstemperatur um bis zu 10 Grad Celsius steigern.

Schwesternmord der Jungköniginnen

In zapfenförmigen Spezialnestern, den Weiselwiegen, legt die Königin die Eier ab, aus denen ihre Nachfolgerinnen sich entwickeln werden. Sie brauchen die kürzeste Zeit zur Entwicklung: Sie sind am 16. Tag schlupfreif (Arbeiterinnen am 21., Drohnen am 24. Tag). Etwa ein Jahr nach Beginn ihrer Ablegetätigkeit sorgt die Königin eines stark vermehrten Volkes für ihre Nachfolge. Denn es wird für die Gründerin des Volkes Zeit, wieder auszuschwärmen. Zurück bleiben die gefüllten Waben und die Jungbienen, die sich als Ammen um die Ernährung der Kleinen und den Ausbau des Stocks kümmern. Sowie die erste Jungkönigin schlüpft, stößt sie einen sehr hellen Ton aus. Ihre Schwestern antworten in den verdeckelten Waben. Doch an sich haben sie jetzt schon verloren. Denn die erste geschlüpfte Tochter hat einen Mordauftrag: Sie vernichtet zuallererst die restliche Königinnenbrut. Nur bei sehr großen Völkern verhindern die Arbeitsbienen das Gemetzel. Der Hintergrund: Das Volk zerfällt in drei Teile. Hat die neue Königin den Stock für den Hochzeitsflug verlassen, nimmt sie ebenfalls, wie ihre Mutter zuvor, einen Teil der Arbeiterinnen mit, sucht sich eine neue Behausung und gründet ein neues Volk. Erst dann bekommen die königlichen Puppen von ihren Ammen den Anstoß zum Schlüpfen. Und wieder metzelt die erste Tochter alle anderen nieder. Schlüpfen zufällig zwei Jungköniginnen gleichzeitig, gehen sie aufeinander los und kämpfen, bis eine von beiden tot ist. Denn nicht nur bei den Highlandern gilt: Es kann nur einen geben!

Zustechen: Oft ein Selbstmordkommando

Sticht eine Biene einen Kaltblüter, wie z. B. andere Insekten, bekommt sie ihren Stachel leicht wieder aus dem Chitinpanzer, überlebt den Einsatz ihrer in diesem Falle meistens tödlichen Waffe. Manchmal vertreiben Bienen kleine Honigräuber auch einfach durch bedrohliche Angriffsflüge, töten also nicht.
Schon vor Jahrtausenden aber machten Bienen die Ent-

deckung, daß es weit gefährlichere Eindringlinge gibt als Insekten und Mäuse. Denn Menschen und Bären können beim Honigklau ein ganzes Volk vernichten. Wohl aus diesem Grund würde keine Biene auch nur eine Zehntelsekunde zögern, sich ihr nähernde Zwei- und Vierbeiner anzugreifen, obwohl die elastische Haut der Warmblüter für die Biene tödlich ist: Die Borsten am Stachel wirken wie Widerhaken, reißen dem Tier Stachel sowie Giftdrüse aus. Höchstens eine Woche kann eine Biene diesen Verlust ihres Verteidigungswerkzeugs überleben. Doch scheint die Größe der Gefahr den Kamikazeeinsatz der Bienen angemessen erscheinen.

Menschen sollten sich übrigens immer schnell des Stachels entledigen, denn an ihm befindet sich die Giftdrüse. Wer den Stachel sehr vorsichtig entfernt (die Haut nicht mit den Fingern zusammendrücken, sondern lieber mit einer Pinzette den Stachel vorsichtig seitlich herausschieben, nicht ziehen), verhindert die Eingabe des ganzen Drüsengiftes und beseitigt den Hauptgrund für Schmerzen und Entzündungen.

Mumifizierte Einbrecher

Kleine Ganoven wie Wespen oder Totenkopffalter, die sich in einen Bienenstock verfliegen oder hinter dem süßen Honig her sind, stellen für Bienen kein großes Problem dar. Sie werden abgestochen, ihre Körper aus dem Bienenstock geworfen. Da Bienengift sehr schnell wirkt, sterben die Feinde auch schnell. Anders sieht es aus, wenn zum Beispiel eine kleine Maus in die Behausung der Immen eindringt: Zwar kann auch die totgestochen werden, aber den Leichnam können die emsigen Insekten nicht entsorgen. Deshalb hüllen sie den ganzen Mauskörper mit ihrem Kittharz, dem Propolis, ein. Von diesen mumifizierten Einbrechern geht dann für das emsige Volk keine Infektionsgefahr mehr aus.

Architektur mit eingebautem Ungezieferschutz

Statiker können sich für eine Wabe regelrecht begeistern, denn die sechseckige Bauweise der einzelnen Zellen sorgt für eine ungeheure Stabilität der Wabe. Und sie bietet noch einen Vorteil: Dadurch, daß die Zellen vollkommen lückenlos ineinandergreifen, gibt es für Schädlinge und Parasiten im Bienenbau keinen Raum. Wären die Zellen beispielsweise rund, entständen Hohlräume, die die Bienen nicht sauber halten könnten und die für Verunreinigungen und Infektionsherde eine breite Angriffsfläche böten. Wieder ein Kunstwerk von Mutter Natur.

Aus dem Tagebuch einer Arbeitsbiene

1. bis 3. Tag: Habe den eigenen Körper und meine Wabe gründlich gereinigt.

4. bis 6. Tag: Konnte weitere Putzaufgaben im Stock übernehmen.

7. bis 12. Tag: Nektar von Sammlerinnen bekommen und bearbeitet, beginne mit der Fütterung der Brut.

13. bis 15. Tag: Neuerdings funktioniert die Wachsdrüse, also steige ich nun bei den Bauarbeiten am Wabensystem ein.

16. bis 18. Tag: Erste Ausflüge unternommen, habe mich draußen umgesehen.

19. bis 21. Tag: Bin jetzt schon zum Soldaten befördert worden, darf das Einschlupfloch bewachen.

22. Tag und später: Gehöre nun zu den Pollensammlerinnen, es gibt aber auch noch eine Truppe von Nektarsammlerinnen. Und manche von uns besorgen Wasser sowie Kitt zum weiteren Ausbau des Stocks.

ca. 60. bis 62. Tag: Wir Sommerbienen sind dumm dran, müssen jetzt schon sterben. Die Winterbienen müssen kaum aus dem Stock und leben dafür sieben bis acht Monate lang.

Bienenprodukte: Honig, Pollen, Propolis und Gelée Royale

Honig: Wirkung und Definition

Wirkung
Die mögliche Wirkung von Honig:
- antibakteriell, entzündungshemmend
- fördert die Verdauung
- stärkt die Nerven
- kräftigt das Herz
- beschleunigt die Wundheilung
- führt dem Körper mit leicht verdaulichen Zuckern schnell Energie zu
- entgiftet den Organismus

Definition
Laut Lebensmittelverordnung darf Honig nur genannt werden:
- der süße Stoff, den Bienen erzeugen,
- indem sie Blütennektar
- oder andere süße Sekrete von Pflanzenteilen
- oder dort lebenden Insekten aufnehmen,
- in ihrem Körper bereichern und verändern,
- in Waben speichern
- und dort reifen lassen.

Sind andere Stoffe zugesetzt, darf das Produkt sich nicht mehr Honig nennen. Daß das nicht immer so läuft, beweisen die schon erwähnten Untersuchungen der Zeitschrift *Öko-Test*, Heft 2/98 (siehe »Honig ist nicht gleich Honig« auf Seite 17). Aber darüber hinaus kann jeder Imker zwischen Kaltschleudern und Pressen bis hin zum Auskochen mit dem Bienenerzeugnis so ziemlich alles machen, was er will. Und er nimmt damit natürlich starken Einfluß auf die Qualität des Bienensafts.

Bienen stellen Honig natürlich nicht für uns, sondern nur für ihre eigene Ernährung her, er liefert ihnen die lebenswichtigen Kohlenhydrate. Hauptsächlich bedienen sich die Trachtbienen (Sammlerinnen) beim Nektar, dem zuckerreichen Blütensaft. Doch auch Honigtau, die süßlichen Ausscheidungen von Insekten, die auf den Blättern der Pflanzen zurückbleiben, mögen Bienen.

Ihr Sammelgut verstaut die Biene in ihrem Honigsack und kehrt, wenn dieser voll ist, zum Stock zurück. Dort warten dann schon die Stockbienen (meist Winterbienen) auf die wertvolle Ladung. Die Trachtbiene würgt den Saft aus, während die Stockbiene ihn einspeichelt, wobei Enzyme das Gut verändern und so letztlich für die Umwandlung des Rohrzuckers in Trauben- und Fruchtzucker sorgen.

Dann wird der Nektar in einer Wabe gespeichert und so lange getrocknet, bis er Honigkonsistenz besitzt. Erst dann wird die Wabe von der Stockbiene verschlossen. Handelt es sich um naturreinen, kaltgeschleuderten Honig, hat der Imker die gefüllten Waben, die im künstlichen Bienenstock an Holzrahmen hängen, in eine spezielle Zentrifuge gegeben und aus den Waben gelöst. Damit ist der kostbare Saft auf schonendste Weise »geerntet«.

Nähere Angaben zu den Inhaltsstoffen des Honigs finden Sie in »Der Reichtum des Honigs« auf den Seiten 49ff.

Pollen: Wirkung und Inhaltsstoffe

Wirkung

Die mögliche Wirkung von Pollen:
- versorgen den Organismus mit allen wichtigen Vitalstoffen
- beugen Mangelerscheinungen vor
- pflegen den Darm, regulieren die Verdauung
- steigern die körperliche und geistige Leistungsfähigkeit
- stärken die Nerven
- fördern die Durchblutung
- pflegen die Haut von innen

Während Bienen sich den Saft der Blüten einverleiben, nehmen sie an ihrem Pelz Blütenstaub (männliche Sporen) auf, den sie beim Anfliegen der nächsten Blume auf die weiblichen Blütenteile übertragen und auf diese Weise für die Befruchtung etlicher Pflanzen sorgen. Die Sporen sind die Pollenkörner oder der Pollen. Aber natürlich erweisen die Bienen den Blumen diesen Dienst nicht aus uneigennützigen Motiven. Der meiste Pollen landet nämlich im Körbchen am Unterschenkel der Hinterbeine der fleißigen Sammlerinnen und bildet dort die sogenannten Pollenhöschen, die im Stock zu Nahrungsbrei verarbeitet werden.

Pollen gehört zur Lieblingsnahrung der Larven und wird zu ihrem Gedeihen unbedingt benötigt, denn Pollenkörner sind Eiweißlieferanten.

Gerade was die Aufnahme von Blütenstaub angeht, beweisen die Bienen eine ausgesprochene Blütentreue, das heißt, sie fliegen immer wieder zur selben Sorte Blumen. Was einerseits zum Vorteil der Blumen ist, weil keine merkwürdigen Kreuzungen entstehen, andererseits zur Freude des Imkers beiträgt, der daran interessiert ist, daß sein Honig möglichst sortenrein wird. Was bei der Deklaration aber nur bedeutet, daß über 51 Prozent von derselben Pflanzensorte gesammelt wurden. Da man nämlich den Bienen hinsichtlich ihres Flugziels keine Vorschriften machen kann, ist eine höhere Reinheit kaum zu garantieren.

Die Pollenqualität ist vom Sammelort der Biene abhängig. Im Gegensatz zum Honig, der von den Bienen behandelt und verarbeitet und auf diese Weise auch vor Umweltschmutz geschützt wird, gelangt der Rohpollen quasi »ungefiltert« zum Menschen. Beste Qualität liefern natürlich Gebiete mit möglichst vielen Heilkräutern, gute Qualität bekommt man auch von Obstbäumen, Gewürzpflanzen, Kastanien, Weiß- und Rotklee. In der Mittelklasse liegen Ahorn, Buche, Pappel, Erle und Löwenzahn. Dürftig dagegen kann man die therapeutische Wirkung von Pollen bezeichnen, der nur von Nadelbäumen stammt.

Faustregel: Je mehr verschiedene Blütenpflanzenpollen, desto reichhaltiger der Cocktail einer Saison (Multipollen) und um so besser. Dann nämlich können zum Beispiel Pollenallergiker mit einer Pollentherapie versuchen, ihren

Organismus gegen die persönlichen Allergene zu desensibilisieren. Denn in einer Blütenstaubkornvielfalt steckt meistens auch das betreffende Allergen. Voraussetzung ist, daß der verabreichte Pollen aus der den Betroffenen umgebenden Vegetation stammt. Viele kritisieren diese Art der ungefährlichen Desensibilisierung. Doch eine Erfolgsquote von etwa 86 Prozent sollte sie zum Verstummen bringen.

Wie aber kommen die Imker überhaupt an Rohpollen heran? Mit einer Pollenfalle, die am Flugloch angebracht ist und den Bienen einen kleinen Teil des Pollenhöschens (nicht mehr als 10 Prozent der Ernte) von den Hinterbeinen streift. Mehr darf der Bienenfachmann auch gar nicht stehlen, denn sonst würde er das Überleben seines kleinen Völkchens gefährden, weil die Larven ohne die lebenswichtigen Blütenstaubkörner sterben würden. Die Bienen vermischen übrigens auch den Pollen mit dem fertigen Honig, so daß dieser besonders gut und gehaltvoll wird.

Zu kaufen ist Pollen in besonders praktischer Granulatform in Reformhäusern. Das Granulat wird dann – je nach Geschmack – pur oder in Wasser beziehungsweise in Fruchtsaft eingenommen. Bei der Lagerung in einem sauberen, abgetönten Glas (Rohpollen ist lichtempfindlich) sollte darauf geachtet werden, daß weder Wärme noch Feuchtigkeit an die Pollenkörner gelangen können, denn sonst gehen sie in Gärung über und werden ungenießbar. Zu lange sollte Pollen grundsätzlich nicht aufbewahrt werden, denn er verliert mit der Zeit mehr und mehr an seinen wertvollen Wirkstoffen.

Unter den Inhaltsstoffen, die wir Ihnen in tabellarischer Form zusammengestellt haben, ist das Rutin die jüngste Entdeckung. Seine Wirkung ist noch ein Grund mehr, einmal auszuprobieren, was der Kraftstoff Pollen für Ihre Gesundheit tun kann.

Achtung: Pollenallergiker sollten sich mit ihrem Therapeuten (Arzt oder Heilpraktiker) vor einem Griff ins Ladenregal besprechen.

Inhaltsstoffe

Stoffgruppe	Einzelstoff	Wirkungsweise
Eiweißbausteine (Aminosäuren)	Arginin	hilfreich bei Leberleiden und Impotenz
	L-Glutamin	Gehirnnahrung; verhilft Senioren und Schülern zu gesteigerter Leistung
	Histidin	lebensnotwendig zur Regeneration und zum Aufbau von roten Blutkörperchen
	Lysin	wundheilend, hautpflegend
	Methionin	baut Gifte, auch Alkohol, im Körper ab, reguliert Zucker- und Fettstoffwechsel

Stoffgruppe	Einzelstoff	Wirkungsweise
	Phenylalanin	gut gegen Alterserscheinungen
	Threonin	gut gegen Alterserscheinungen
	Tryptophan	gut für geistige Mobilität
	Zystein	Pflegestoff für Haut, Haare und Nägel
Vitamine	B_1 (Thiamin)	reguliert den Zuckerstoffwechsel; wirkt schmerzstillend; beruhigt das Nervensystem
	B_2 (Riboflavin)	beeinflußt das Wachstum, hilft gegen Alterserscheinungen; hilfreich bei Hautstörungen
	B_3 (Pantothensäure)	gut für die Leber und hilfreich bei Diabetes, gut für Haut und Nägel
	B_6 (Pyridoxin)	gut bei Herzproblemen und Blutarmut; ist wachstumsfördernd
	B_c (Folsäure)	wichtig für die Blutbildung und Zellteilung
	C (Askorbinsäure)	Kraftvitamin; gegen Erschöpfung, Erkältung, erhöht die Widerstandskraft
	D (Kalziferol)	vorbeugend gegen Rachitis, reguliert den Stoffwechsel, gleicht Kalkmangel aus
	E (Tokopherol)	schützt die Blutgefäße, kräftigt das Herz, fördert die Zellatmung, hilft bei Verbrennungen und Hauterkrankungen

Stoffgruppe	Einzelstoff	Wirkungsweise
Vitamine	Provitamin A (Karotin)	wachstumsfördernd; wirkt regenerierend auf die Hautzellen
Mineralstoffe	Kalzium	»Steuermann« im Zellstoffwechsel
	Chlor	reguliert die Flüssigkeitsverteilung im Organismus; wichtiger Bestandteil der Magensäure
	Eisen	füttert Freß- und andere Abwehrzellen
	Kalium	reguliert den Flüssigkeitshaushalt in den Zellen; versorgt die Erregungsleitung zwischen Muskeln und Nerven
	Magnesium	ist am Aufbau von Knochen, Zähnen und Sehnen beteiligt; vermittelt Infos zwischen Nerven und Muskulatur, wirkt entkrampfend, hemmt die Blutgerinnung
	Mangan	wichtig für den Aufbau von Zähnen, Bindegewebe und Knochen
	Phosphor	verwandelt aus der Nahrung gewonnene Energie in Muskelarbeit
	Schwefel	verhilft dem Organismus zur Bildung von Binde- und Stützgewebe
	Silizium	sorgt für Elastizität in Blutgefäßen, Geweben, Haaren, Finger- und Fußnägeln

Stoffgruppe	Einzelstoff	Wirkungsweise
Bioflavonoide	Rutin	festigt Kapillargefäße, vermindert die Gefahr von Gehirnblutungen
Enzyme		
Antibiotische Stoffe		
Hormonartige Stoffe		
Essentielle Aminosäuren		

Propolis: Wirkung und Inhaltsstoffe

Wirkung
Die mögliche Wirkung von Propolis:
- antibiotisch
- desinfizierend
- schmerzstillend
- steigert die körperlichen Abwehrkräfte
- stärkt die Nerven
- entgiftet den Organismus
- motiviert die Selbstheilungskräfte

Propolis ist ein zusammengesetztes Wort. Wörtlich übersetzt heißen die beiden griechischen Wörter *pro polis* »für die Stadt«, »für das Gemeinwesen«. Und damit waren die Wehranlagen der altgriechischen Stadt gemeint, die grundsätzlich auf und vor den Stadtmauern installiert waren. Der Name Propolis umschreibt den Schutz, den dieses Produkt verleiht. Bienen sammeln den Kitt, mit dem sie die Waben beschichten und abdichten, aus dem Harz von Bäumen (50–60 Prozent der Propolis ist Harz), vermischen diesen Stoff mit ihrem eigenen Wachs und Pollen (etwa 30 Prozent). Der Rest (ca. 10 Prozent) sind ätherische Öle, die aber auch einen ganz erstaunlichen Effekt auf die Gesundheit haben.

Propolis ist ein natürliches Antibiotikum, mit dem die Bienen sich und ihre Brut schützen. Dringt beispielsweise eine Maus, ein Salamander oder eine kleine Schlange in den Bienenstock ein, können die millimetergroßen Insekten den ungebetenen Gast zwar totstechen, aber nicht abtransportieren. Um sich und ihre Brut vor Verwesungsgiften oder Infektionen zu schützen, überziehen sie alle Fremdkörper mit einer Schicht von Propolis. Das machen sich die Imker zunutze, indem sie dünne Gitter in den Bienenstock setzen. Sofort machen sich die emsigen Tiere daran, auch diese mit Propolis zu überziehen. Diese kann der Imker dann unkompliziert ernten.

Wissenschaftler sind immer wieder überrascht, wie wirksam die von den Bienen und Bäumen im Propolis verewigten Antikörper sind. Im Gegensatz zu chemisch hergestellten Antibiotika kann Propolis nicht nur Bakterien, sondern auch Pilze und Viren in ihrer Entwicklung hemmen oder gar abtöten. Das haben osteuropäische, aber auch französische und kubanische Wissenschaftler eindeutig nachgewiesen. In Frankreich spielt Propolis inzwischen eine sehr große Rolle in der prophylaktischen Behandlung von HIV-infizierten Patienten. Der Einsatz des Bienen-Kittharzes zur Stabilisierung des Immunsystems ist Aids-

Patienten sogar in einer landesweiten Kampagne empfohlen worden.

Neuere Forschungen interessieren sich auch für eine Verwendung von Propolis in der Stomatologie (Mund- und Zahnheilkunde). Besonders bei Karies, Geschwüren im Mundbereich und Parodontose wird Propolis getestet. In deutschen Reformhäusern bekommt man schon jetzt Zahnpflegemittel mit dem Bienenharz angeboten.
Auch den zahlreichen Bioflavonoiden in der Propolis wird große Heilwirkung zugeschrieben: Schmerzlindernd, wundheilend, Giftstoffe bindend und das Immunsystem stärkend sollen sie wirken.

Achtung: Propolisallergikern ist die Anwendung nicht geraten.

Inhaltsstoffe

Stoffgruppe	Einzelstoff	Wirkungsweise
Vitamine	B_1 (Thiamin)	reguliert den Zuckerhaushalt; wirkt schmerzstillend; beruhigt das Nervensystem
	B_2 (Riboflavin)	beeinflußt das Wachstum, hilft gegen Alterserscheinungen; hilfreich bei Hautstörungen
	B_3 (Pantothensäure)	gut für die Leber und hilfreich bei Diabetes, gut für Haut und Nägel

Stoffgruppe	Einzelstoff	Wirkungsweise
Vitamine	B_6 (Pyridoxin)	gut bei Herzproblemen und Blutarmut; ist wachstumsfördernd
	B_C (Folsäure)	wichtig für die Blutbildung und Zellteilung
	E (Tokopherol)	schützt die Blutgefäße, kräftigt das Herz, fördert die Zellatmung, hilft bei Verbrennungen und Hauterkrankungen
Mineralstoffe und Spurenelemente	Kalzium	»Steuermann« im Zellstoffwechsel
	Eisen	füttert Freß- und andere Abwehrzellen
	Mangan	wichtig für den Aufbau von Zähnen, Bindegewebe und Knochen
	Silizium	sorgt für Elastizität in Blutgefäßen, Geweben, Haaren, Finger- und Fußnägeln
	Chrom	beeinflußt die Insulinproduktion für den Zuckerabbau und den Cholesterinspiegel
	Kobalt	an Vitamin B_{12} gekoppelt und zur Verwertung dieses rote Blutkörperchen bildenden Vitamins unentbehrlich
	Zink	unterstützt den Kohlenhydrat- und Proteinabbau im Organismus; gut fürs Immunsystem
	Nickel	beeinflußt den Kohlenhydratstoffwechsel und Blutfettwerte

Stoffgruppe	Einzelstoff	Wirkungsweise
Mineralstoffe und Spurenelemente	Strontium	notwendig für den Knochenaufbau und die Bildung roter Blutkörperchen
Enzyme		
Bioflavonoide		
Hormonartige Stoffe		
Essentielle Aminosäuren		

Gelée Royale: Wirkung und Inhaltsstoffe

Wirkung

Die mögliche Wirkung von Gelée Royale:
- unterstützt die Behandlung rheumatischer Erkrankungen
- stärkt die Abwehrkräfte
- steigert die körperliche und geistige Leistungsfähigkeit
- harmonisiert die Psyche
- pflegt die Haut von innen und außen

Der spezielle Futtersaft, auch Weiselsaft genannt, wird von den jungen Arbeitsbienen zwischen dem dritten und elften Lebenstag in einer speziellen Drüse im Kopf produziert. Zuerst erhalten alle Larven diesen hochwirksamen Saft, doch nach drei Tagen müssen Arbeiterinnen und Drohnen im Larvenstadium darauf verzichten und sich an Pollen und

Honig halten. Einzig und allein die Jungköniginnenlarven bekommen noch das Superfutter.

Und so gelangen Imker an den teuren Saft: Sie nehmen dem Volk die Königin und setzen dann ein paar vorgefertigte Königinnenzellen (Weiselzellen) in den Stock ein. Aufgrund der Bauweise erkennen die Bienen die Wohnungen der Prinzessinnen und beginnen sofort, die Zellen mit Gelée Royale zu füllen. Pro Wabe kommt der Bienenzüchter auf nur 0,2 Gramm Gelée Royale. Aus diesem Grund wird der gelbliche, stechend riechende und säuerliche Saft von Apotheken und Reformhäusern so teuer verkauft.

Der Gedanke, daß das Gelée Royale besonders wertvoll sein muß, basiert auf folgender Beobachtung: Die Königin eines Bienenvolkes lebt bis zu 60mal länger als ihre Untertanen und legt jeden Tag etwa 2000 Eier ab, die insgesamt mehr wiegen als die Königin selbst. Eine Ursache für das hohe Alter und die ungewöhnliche Produktivität sahen Wissenschaftler in der speziellen Nahrung und Aufzucht der Larven.

Keines der Nebenprodukte der Honigproduktion ist so in Verruf geraten wie das Gelée Royale. Wie bei so vielen anderen natürlichen Heilhelfern auch, schoß man über das Ziel hinaus: Verjüngende und alle Krankheiten heilende Wirkungen wurden dem Gelée Royale von Scharlatanen angedichtet, die dann auch noch Mischungen auf den Markt brachten, die meistens überhaupt keine therapeutische Wirkung mehr aufwiesen. Endeffekt: Gelée Royale wurde von Kunden zum teuren, aber wirkungslosen Unsinn erklärt.

Dabei ist der Nutzen von Gelée Royale wissenschaftlich erwiesen. Wie die anderen Produkte des Bienenhaushaltes hat es antibiotische und mikrobentötende Wirkung. Außerdem stellten osteuropäische Forscher fest, daß sich durch Gelée Royale der Grundumsatz des menschlichen Organismus erhöht, daß sich also die geistige und körperliche Schaffenskraft seiner Anwender fast bis zu einem Viertel über dem Durchschnitt verbessert. Diese Wirkung führen dieselben Wissenschaftler auch auf eine durch Gelée Royale erhöhte Sauerstoffaufnahme des Gewebes zurück.

Eine therapeutische Wirkung von Gelée Royale ist aber nur bei Produkten gewährleistet, die von Apotheken und Reformhäusern vertrieben werden, die also nicht schädlich verfälscht wurden. Gelée Royale bietet sich in gefriergetrockneter Form an, denn es müßte ansonsten vom Bienenstock bis zum Verbraucher ununterbrochen gekühlt werden. Und das wäre nicht so einfach zu lösen. In Ampullenform muß das Gelée unbedingt im Kühlschrank aufbewahrt werden.

Inhaltsstoffe

Stoffgruppe	Einzelstoff	Wirkungsweise
Vitamine	B_1 (Thiamin)	reguliert den Zuckerhaushalt; wirkt schmerzstillend; beruhigt das Nervensystem
	B_2 (Riboflavin)	beeinflußt das Wachstum, hilft gegen Alterserscheinungen; hilfreich bei Hautstörungen
	PP (Niazin)	greift in den Stoffwechsel ein, macht schöne Haut
	B_3 (Pantothensäure)	gut für die Leber und hilfreich bei Diabetes, gut für Haut und Nägel
	B_6 (Pyridoxin)	gut bei Herzproblemen und Blutarmut; ist wachstumsfördernd
	H (Biotin)	positiv für Haut und Nägel, baut im Körper Eiweiße und Fettsäuren auf
	B_C (Folsäure)	wichtig für die Blutbildung und Zellteilung
	C (Askorbinsäure)	Kraftvitamin; gegen Erschöpfung, Erkältung; erhöht die Widerstandskraft
	D (Kalziferol)	vorbeugend gegen Rachitis, reguliert den Stoffwechsel, gleicht Kalkmangel aus
	E (Tokopherol)	schützt die Blutgefäße, kräftigt das Herz, fördert die Zellatmung, hilft bei Verbrennungen und Hauterkrankungen
	Provitamin A (Karotin)	wachstumsfördernd; wirkt regenerieren auf die Hautzellen

Stoffgruppe	Einzelstoff	Wirkungsweise
Noch unerforschte Stoffe (vielleicht auch der die Königin jung erhaltende Wirkstoff)		
Antibiotische Stoffe		
Hormonartige Stoffe		
Zahlreiche mehrfach ungesättigte Fettsäuren		
Aminosäuren, darunter mehrere essentielle		
Mineralstoffe (nicht näher aufgeführt)		

Der Reichtum des Honigs

Die Wirkstoffe im Überblick

Zu etwa 75 bis 79 Prozent besteht Honig aus *Kohlenhydraten*. Dabei handelt es sich um Zucker, die dem Körper schnelle Energiegewinnung ermöglichen: hauptsächlich Frucht- und Traubenzucker. Außerdem sind geringe Spuren von Malzzucker, Rohrzucker (Saccharose) und anderen Zuckerarten zu finden.

Zweitens findet sich im Honig *Wasser.* Sein Anteil ist auch ein Qualitätsmerkmal: Ein guter Honig darf höchstens 21 Prozent Wasser enthalten. Nur bei Klee- und Heidehonig darf es ein bißchen mehr sein. Bei allen anderen Sorten liegt der Wasseranteil zwischen 16 und 20 Prozent.

»Das gute daran ist das gute darin« – das ist ein Werbeslogan, der allemal auch auf die weiteren Bestandteile des Honigs zutrifft. Er enthält nämlich eine große Palette von *Mineralstoffen* und *Spurenelementen,* eine kleinere von *Vitaminen* und eine kleine von ein paar Wirkstoffen, denen man erst in diesem Jahrhundert auf die Spur kam: Amylasen und Saccharase – beides lebensnotwendige Enzyme.

Amylasen sind Verdauungsenzyme, die schon im Mund des Menschen ihre Tätigkeit entfalten. Sie spalten und bauen pflanzliche und tierische Stärken in Zucker um; sind entscheidende Substanzen im Kohlenhydratstoffwechsel. Nebeneffekt: Amylasen verhelfen der Nahrung zu einem guten Geschmack. Sie wachen auch im Zwölffingerdarm (gleich nach dem Pförtnermuskel) noch einmal darüber, daß wirklich alle Stärkemoleküle zerlegt wurden, damit sie den Organismus nähren können.

Saccharase spaltet Saccharose (Rüben-, Rohr- und Kochzucker) und gehört damit zu den kohlehydratspaltenden Enzymen. Ohne diesen Hilfsstoff könnte der menschliche Organismus mit dem Koch- und Malzzucker überhaupt nichts anfangen. Erst durch dieses Enzym wird daraus verdaulicher Trauben- und Fruchtzucker (fehlt es, kommt es zu Durchfall).

Darüber hinaus finden sich im Honig noch: ein *Gallenwirkstoff*, ein *Östrogen* und mehrere *antibiotische,* also keimtötende *Stoffe,* die unter dem Oberbegriff *Inhibine* zusammengefaßt sind.

Säuren und *Eiweißbausteine* komplettieren die Wirkstoffpaletten von Bienensaft, die unserem Organismus zur Gesundheit verhelfen. Eiweiße oder Proteine, die für den Organismus unentbehrlich sind, bauen sich aus Aminosäuren auf. Hauptsächlich handelt es sich dabei um die Aminosäuren Zystein, Histidin, Phenylalanin, Arginin, Lysin und Glutaminsäure. Zwar kommen diese Eiweißbausteine nur in geringen Spuren im Honig vor, doch sind sie für seinen gesundheitlichen Effekt von großer Bedeutung.

Unter den *Säuren,* die den Geruch und den Geschmack von Honig bestimmen, fanden Wissenschaftler: Ameisensäure, Bernsteinsäure, Buttersäure, Essigsäure, Milchsäure, Salzsäure, Sucinsäure und Zitronensäure.

Die Mineralstoffe und Spurenelemente im einzelnen

Kalzium

ist ein wichtiger »Partner« vom Vitamin C: Es hat sich wiederholt gezeigt, daß dieses Vitamin im Körper am besten seinen Aufgaben nachkommen kann, wenn ausreichende Mengen von Kalziumionen dabei mitwirken.

Kalzium ist ein allgegenwärtiger »Steuermann« im Zellstoffwechsel: Ohne dieses Mineral würde in den verschiedensten Stoffwechselvorgängen das totale Chaos ausbrechen, und da das Immunsystem in seinem Kampf gegen Eindringlinge auf einen einwandfrei funktionierenden und ausgeglichenen Stoffwechsel angewiesen ist, braucht es einen »gesunden« Steuermann.

> Der tägliche Bedarf an Kalzium beträgt bei
> Kindern bis 10 Jahre: 8 Milligramm
> Kindern ab 10 Jahren u. Erwachsenen: 8–12 Milligramm
> Frauen in der Schwangerschaft: über 12 Milligramm
> Reichlich Kalzium ist enthalten in Honig und Milch, Käse, Butter, Margarine, grünem Gemüse, Hülsenfrüchten, Nüssen, Sojabohnen und in hartem Wasser.

Kalium

Kaliummangel ist fast immer krankhaften Ursprungs: Abführmittel-Mißbrauch oder auch Medikamente, die zwar den Blutdruck senken, aber gleichzeitig den Körper stark entwässern, sind regelrechte Kalium-Killer. Ebenso kann heftiger Durchfall oder häufiges Erbrechen den Kaliumspiegel im Körper in gefährliche Bereiche absenken (schlimmstenfalls führt dies zu Kreislaufkollaps und Herzstillstand). Ein reduzierter Stab an Kaliumionen ist unfähig, für die richtige Menge Flüssigkeit in den Zellen zu sorgen, die Erregungsleitung zwischen Muskeln und Nerven wäre ausgeschaltet, letztlich die Herztätigkeit beeinträchtigt.

> Der tägliche Bedarf an Kalium beträgt bei
> Säuglingen: 300–1000 Milligramm
> Kindern unter 14 Jahren: 1000–3000 Milligramm
> Kindern über 14 Jahren u. Erwachsenen: 3000–4000 Milligramm
> Reichlich Kalium ist enthalten in Honig und Lachsen, Makrelen, Hasen, Brathähnchen, dicken Bohnen, Sojabohnen, Kartoffeln, Blattspinat, Gartenkresse, Grünkohl, Pfifferlingen und Avocados.

Kupfer

Eine Hauptaufgabe von Kupfer im menschlichen Organismus liegt in der Bildung von roten Blutkörperchen. Außerdem resorbiert es Eisen aus dem Darm und beeinflußt die Verwertung von Eisenspeichern im Körper. Im Zusammenspiel mit einigen Enzymen sorgt Kupfer für ein gesundes Immunsystem. Kupfer tritt in der Nahrung meistens mit Eisen zusammen auf, und sein Mangel führt ebenso zu Blutarmut wie der von Eisen

> Der tägliche Bedarf an Kupfer beträgt bei
> Kindern unter 14 Jahren: 1–2 Milligramm
> Kindern über 14 Jahren u. Erwachsenen: 2–4 Milligramm
> Reichlich Kupfer ist enthalten in Honig und Emmentaler, Ricotta, Buchweizen, Hirse, Cashewnüssen, Sesamsamen, geschälten Sonnenblumenkernen, Kichererbsen, Zuckererbsen, Artischocken, Schwarzwurzeln, Datteln und Zitronen.

Magnesium

Als Partner zahlreicher überlebenswichtiger Enzyme ist Magnesium unentbehrlich für den geregelten Ablauf aller Lebensfunktionen der einzelnen Körperzellen. An rund 300 Steuerungssubstanzen gekoppelt, greift Magnesium auf viele Arten ins Stoffwechselgeschehen ein. Es ist wie Kalzium am Aufbau von Knochen, Zähnen und Sehnen beteiligt, ist unentbehrlich für die Informationsübertragung zwischen Nerven und Muskulatur. Magnesium wirkt entkrampfend, hilft daher bei Wadenkrämpfen. Es hemmt die Blutgerinnung und ist damit wirksam gegen Thrombosen und Herzinfarkt.

> Der tägliche Bedarf an Magnesium beträgt bei
> Kindern bis 10 Jahren: 200–250 Milligramm
> Kindern ab 10 Jahren und Erwachsenen: 300–350 Milligramm
> Reichlich Magnesium ist enthalten in Honig und Milch, Fischen, Vollkorngetreide und Vollkornbrot, grünem Gemüse, Hülsenfrüchten, Nüssen, hartem Wasser und Apfelessig.

Natrium

Bei der heutigen Ernährung ist eher mit einem Überangebot, denn mit einem Mangel an Natrium zu rechnen. Eine vollkommen salzlose Ernährung wäre aber auch fatal: Denn unser Körper braucht Natrium, um den Wasserhaushalt sowie den Säuren-Basen-Haushalt in und um die Zellen zu regulieren, die Aufnahme von Zuckern und Aminosäuren zu steuern und Informationen zwischen Nerven und Muskulatur weiterzugeben. Häufiges Erbrechen, Durchfall, starkes Schwitzen (Hochleistungssport) und harntreibende Medikamente können zu einem vermehrten Natriumbedarf führen. Stetige Überdosierung in Form von zuviel Salz kann aber zu erhöhtem Blutdruck, Wasserstaus (Ödemen) sowie Herz- und Nierenschäden führen. Im Honig ist Natrium nur in kleinsten, gesundheitsverträglichen Mengen vorhanden.

Der tägliche Bedarf an Natrium beträgt bei
Säuglingen: 100– 300 Milligramm
Kindern und Jugendlichen: 1000–2000 Milligramm
Erwachsenen: 2000–3000 Milligramm
Zusätzliche Gaben von Natrium sind meist unnötig, weil eher zuviel des Guten getan wird. Folgende Lebensmittel enthalten reichlich Natrium und sollten deshalb bei Bluthochdruck gemieden und vorsorglich möglichst gemieden werden:
Blauschimmelkäse, Limburger, Matjeshering, Thunfisch in Öl, Kasseler, Rauchfleisch, Chips und Kräcker.
Honig enthält so wenig Natrium, daß man sich keine Gedanken darüber machen muß.

Phosphor

Die Verwandlung von aus der Nahrung gewonnener Energie in Muskelarbeit ist der Hauptjob von Phosphor im Körper. Das Spurenelement ist Bestandteil von Lecithin und in dieser Form eigentlich in jeder Zelle vorhanden. Für den Aufbau von Zellmembran, Gehirn- und Nervenfunktionen ist Phosphor von entscheidender Bedeutung. Sehr viel von diesem Stoff steckt auch in Zähnen und Knochen. Wird Phosphor ständig überdosiert (schlechte Ernährung mit wenig Kalzium und viel Phosphor), kann es bei Kindern zu Schäden im Knochenbau und womöglich zur Hyperaktivität (gemeint sind die sogenannten »Phosphatis«) kommen. Kalzium und Phosphor braucht der Mensch in ähnlicher Menge, allerdings muß dem Körper für dieses Gleichgewicht wesentlich mehr Kalzium als Phosphor angeboten werden. Denn das Kalzium wird wesentlich schlechter vom Körper angenommen, mühsa-

---

Der tägliche Bedarf an Phosphor beträgt bei
Kindern ab 10 bis 18 Jahren: 900 Milligramm
Erwachsenen: 800 Milligramm
Schwangeren und Stillenden: 1000 Milligramm
Fast alle Lebensmittel enthalten Phosphor und die meisten Menschen sind überversorgt.
Folgende Lebensmittel haben einen hohen Phosphorgehalt und sollten – besonders bei einer Allergie – nur sehr mäßig verzehrt werden:
Coca-Cola, Bergkäse, Emmentaler, Kochkäse, Schmelzkäse, Weißwurst, Weizen, Kürbiskerne, Mohnsamen und frische Sojabohnen. Honig dagegen enthält nur sehr wenig Phosphor.

mer verarbeitet. Im Honig wird beides in vernünftiger Mischung angeboten.

Chlor

Natrium und Chlorid treten normalerweise gemeinsam auf. Zusammen sorgen sie für die richtige Flüssigkeitenverteilung im Körper. Außerdem ist Chlorid ein wichtiger Bestandteil der Magensäure, die wiederum ein unentbehrlicher Helfer bei der Verwertung von Nahrung ist.

> Der tägliche Bedarf an Chlor beträgt bei
> Kindern bis 18 Jahren: 2000–3000 Milligramm
> Erwachsenen: 3000–5000 Milligramm
> Reichlich Chlorid ist enthalten in Honig und Camembert, Edamer, Matjeshering, Thunfisch in Öl, Kasseler, Rauchfleisch, Salami, Cornflakes und Roggenvollkornbrot.

Eisen

Am auffälligsten ist wohl die Auswirkung von Eisenmangel auf das Immunsystem: Noch bevor ein verminderter Gehalt des roten Farbstoffs Hämoglobin im Blut gemessen werden kann (dies ist ein Anzeichen für Eisenmangel), verlieren bereits die Freß- und andere Abwehrzellen ihre volle Funktionsfähigkeit. Folge davon ist eine verminderte Widerstandsfähigkeit gegenüber Infektionskrankheiten. Eisen ist praktisch an allen biochemischen Prozessen beteiligt, in denen Energie hergestellt wird, die für das ganze Leben, für den gesamten Stoffwechsel jeder einzelnen Zelle erforderlich ist. Ohne Eisen können die Zellen nicht atmen, sie ersticken. Kein Wunder also, daß sie bei Eisenmangel nicht in der Lage sind, etwa Antikörper zu produzieren oder »auf Mikrobenjagd« zu gehen.

Der tägliche Bedarf an Eisen beträgt bei
Kindern unter 10 Jahren: 10 Milligramm
Kindern ab 10 Jahren und Erwachsenen:
Männern: 12 Milligramm
Frauen: 18 Milligramm
Schwangeren: 36 Milligramm
Reichlich Eisen ist enthalten in Honig und Fleisch (Rind-, Kalb-, Hammelfleisch), Geflügel, Leber, Fischen, Vollkorngetreide und Vollkornbrot.

Silizium

(meist in Form von Kieselsäure) sorgt zusammen mit Vitamin D und Phosphor für die Aufnahme von Kalzium im Körper. Indem es zwei Eiweißmoleküle mit einer Brücke verbindet, erreicht Silizium eine gewisse Elastizität in Blutgefäßen und Geweben. Haare, Finger- und Fußnägel können ohne Silizium nicht vernünftig wachsen. Im Immunsystem hilft dieses Spurenelement Freßzellen zu aktivieren, die dann in den Körper gedrungene Krankheitserreger regelrecht einschließen. Steht dem Körper zu wenig Silizium zur Verfügung, können Bindegewebsschwäche, Karies, Haarausfall und Zahnfleischschwund die Folgen sein.

> Der tägliche Bedarf an Silizium beträgt bei
> allen Menschen: 20–30 Milligramm
> Reichlich Silizium ist enthalten in Honig und Hafer, Gerste, Roggen, Weizen (jeweils im entspelzten, ganzen Korn), Petersilie, grünen Bohnen, Lauch und Bananen.

Mangan

ist ein gutes Beispiel dafür, warum die Versorgung des Körpers mit Vitaminen, Mineralstoffen und Spurenelementen wie dem Mangan nach Möglichkeit nicht über Tabletten oder andere chemische Formen gedeckt werden sollte. Kalzium, Eisen und Phosphor konkurrieren nämlich mit Mangan um die Passage durch die Darmschleimhaut. Das heißt: Ist der Körper mit diesen Stoffen überversorgt, hat das Mangan keine Chance.

Mangan ist wichtig für den Aufbau von Zähnen, Bindegewebe und Knochen. Und es koppelt an etliche Enzyme an, die wiederum die Vitamin-B_1-Versorgung des Körpers unterstützen. Dieses Vitamin wiederum hilft der Leber den Organismus zu entgiften. Bei Unterversorgung mit Mangan drohen: rheumatische Erkrankungen, Sterilität, Allergien und Nervenleiden.

> Der tägliche Bedarf an Mangan beträgt bei
> Babys bis 12 Monaten: 0,3–1 Milligramm
> Kindern unter 10 Jahren: 1,5–3 Milligramm
> Erwachsenen: 2–5 Milligramm
> Reichlich Mangan ist enthalten in Honig und Heidelbeeren, Grünkern, schwarzem Tee, Haferflocken, roten Beten und Weizenkeimen.

Schwefel

(Sulfit) zählt zu den Mineralstoffen. Zu einer Unterversorgung könnte es nur bei schwerem Eiweißmangel kommen. Schwefel ist eine Aminosäurenbrücke, d. h. an diese Bausteine gekoppelt. Mit ihnen zusammen verhilft es dem Organismus zur Bildung von Binde- und Stützgewebe. Genaue Zahlen darüber, wieviel Schwefel dem Körper zugeführt werden sollte, gibt es nicht. Wichtig ist aber bei Wein und Trockenfrüchten auf den Sulfitgehalt zu achten. Ist der nämlich zu hoch, kann das im Körper unerwünschte Reaktionen auslösen. Denn zuviel Schwefel (wie er in diesen Lebensmitteln zur Konservierung verwendet wird) würde das Vitamin B_1 zerstören und Eiweiße sowie Kohlenhydrate im Stoffwechsel blockieren.

Die Vitamine im einzelnen

Vitamine der Gruppe B

Es ist allgemein bekannt, daß Vitamine der Gruppe B »für die Nerven gut« sind. Weniger bekannt ist dagegen, daß auch das Abwehrsystem von einer ausreichenden Versorgung mit B-Vitaminen abhängig ist. Insgesamt gehören dieser Gruppe die Vitamine *Thiamin (B_1), Riboflavin (B_2), Niazin (PP), Pantothensäure (B_3), Biotin (Vitamin H), Pyridoxin (Vitamin B_6), Folsäure* und *Vitamin B_{12}* an. Manche Vitaminforscher zählen zu dieser Gruppe auch einige weitere Substanzen wie Cholin oder Inositol.

In zahlreichen Tierversuchen wurde bestätigt: Ohne Pantothensäure können andere Vitamine – zum Beispiel das Vitamin C – ihre Aufgaben im Körper nicht richtig wahrnehmen.

Zu den ganz besonders wichtigen Aufgaben der Vitamine der B-Gruppe gehört das Mitwirken an der Synthese der sogenannten Prostaglandine. Das ist eine Gruppe körpereigener, hormonähnlicher Substanzen, die zu den wichtigsten »Steuermännern« des Stoffwechsels zählen. Unter anderem sind Prostaglandine für die Aktivierung der Lymphozyten erforderlich.

Im übrigen sind Vitamine der Gruppe B als Koenzyme wirksam, d. h., sie greifen bestimmten Enzymen bei ihrer Arbeit unter die Arme, damit sie sie überhaupt leisten können. Ohne diese Vitamine wären sie wirkungslos; und ihre Aufgabe, den Stoffwechsel im Gleichgewicht zu halten, könnten die Enzyme nicht erfüllen: Folge, der Organismus erkrankte.

Sie können ausreichende Mengen von Vitaminen der B-Gruppe leicht auf natürliche Weise zu sich nehmen – dazu reicht eine gesunde, ausgewogene Ernährung. Bei erhöhtem Bedarf und zur Vorbeugung darf es ruhig mal auch etwas mehr werden, denn bei den B-Vitaminen können Sie – ebenso wie bei Vitamin C – nichts falsch machen; hier besteht keine Gefahr der Überdosierung. Was zu viel ist, wird einfach wieder ausgeschieden. Manchmal färbt sich dadurch der Harn ganz leuchtend gelb, doch das ist völlig harmlos.

Wenn Sie bei der Versorgung mit Vitaminen der Gruppe B ganz auf Nummer Sicher gehen wollen, können Sie sie auch in geballter, aber trotzdem natürlicher Form zu sich nehmen: Sie sind reichlich enthalten in Hefetabletten. Hierbei handelt es sich um komplette Hefezellen, die in Tablettenform gepreßt wurden.

Bei Mangelzuständen können auch synthetische B-Vitamine verabreicht werden – dann enthält ein winziges Dragee oft die ausreichende Menge, während man von den Hefetabletten verständlicherweise viel größere Mengen einnehmen muß, weil sie ja natürliches, also nicht hochkonzentriertes Vitamin enthalten.

> Der tägliche Bedarf an Vitaminen der Gruppe B beträgt für Kinder und Erwachsene:
>
> | | |
> |---|---|
> | Thiamin (B_1) | 1–1,5 Milligramm |
> | Riboflavin (B_2) | 1–1,8 Milligramm |
> | Niazin (PP) | ca. 15 Milligramm |
> | Pantothensäure (B_3) | ca. 15 Milligramm |
> | Pyridoxin (B_6) | ca. 2 Milligramm |
> | Biotin (Vitamin H) | ca. 300 Mikrogramm |
> | Folsäure (B_c) | ca. 400 Mikrogramm |
> | Vitamin B_{12} | ca. 3 Mikrogramm |
>
> Reichlich Vitamine der Gruppe B sind enthalten in Honig und Sonnenblumenkernen, Weizenkeimen, Pistazien (Thiamin), Leber, Mandeln, Käse, Pilzen (Riboflavin), Sojabohnen, Weizenkeimen, Walnüssen und Bananen (Pyridoxin).

Folsäure

Dieser Vitalstoff ist ein wichtiges Koenzym und spielt eine große Rolle im Nukleinsäurestoffwechsel, d. h., es ist an der Biosynthese der Nukleinsäuren, den Trägern der Erbinformationen des Menschen, beteiligt. Insofern ist die Folsäure auch an der Zellteilung sowie -neubildung beteiligt.

Gemeinsam mit Vitamin B_{12} wirkt die Folsäure an der Blutbildung mit; man kann aber auch sagen, daß seine Freisetzung Vitamin-B_{12}-abhängig ist.

Ein Folsäuremangel liegt häufig bei schwangeren und stillenden Frauen, bei Alkohol- und Drogenabhängigen, aber auch bei Menschen, die sich häufig in Kantinen ernähren, vor. Das liegt daran, daß bei zu langer Erwärmung

von Speisen der Folsäuregehalt der Nahrungsmittel sofort abnimmt.
Die Deutsche Gesellschaft für Ernährung empfiehlt tägliche Dosen von etwa 150 Mikrogramm Folsäure.
Folsäure und ihre Äquivalente sind enthalten in Honig und Rind, Leber, Endivien, Hefe, Huhn, Kichererbsen, frischen Erdbeeren, Grünkohl und Kuh- und Muttermilch.

Vitamin C (Askorbinsäure)
wurde von amerikanischen Wissenschaftlern schon in den 50er Jahren als »Superantibiotikum« bezeichnet. Tatsächlich ist dieses Vitamin eine derart starke Waffe gegen Krankheitserreger jeder Art, daß es selbst die klassischen Antibiotika in den Schatten stellt. Diese Medikamente sind zwar hochwirksam und in vielen Fällen lebensrettend, doch sie helfen nur gegen bakterielle Infektionen – also nur bei Krankheiten, die von Bakterien oder ihren giftigen Stoffwechselprodukten hervorgerufen wurden. Gegen eine Virusinfektion vermögen auch die wirksamsten Antibiotika nichts auszurichten. Lediglich bei Krankheitsbildern, an denen Bakterien beteiligt sind, setzen die Ärzte manchmal auch gegen das Grippevirus Antibiotika ein.

Zu den wichtigsten »Waffen«, die das Immunsystem dringend für den Kampf gegen Viren, aber auch gegen alle anderen Krankheitserreger benötigt, gehört das Vitamin C. Viele Ärzte und Wissenschaftler schwören förmlich auf die Wirkung dieses Vitamins bei den verschiedensten Erkrankungen. Der inzwischen verstorbene, weltweit bekannte Vitaminforscher und Nobelpreisträger Linus Pauling empfahl große Mengen Vitamin C bei allen Formen von Erkältungen. Selbst in Form von Nasentropfen sei Vitamin C bei Erkältungen wirksam.

Der Ernährungswissenschaftler Lothar Burgerstein berichtet über zahlreiche bestens dokumentierte Heilerfolge mit großen Mengen von Vitamin C: Dieses Vitamin sei bei Mumps, Masern, Lungenentzündungen, ja sogar bei schweren Hirn- und Hirnhautentzündungen eine wertvolle Hilfe. Allerdings brauche der Organismus, der sich gegen eine schwere Infektion wehren müsse, wahre Megadosen von Vitamin C: Burgerstein empfiehlt Mengen in der Größenordnung von 20 bis 200 Gramm Askorbinsäure pro Tag – jeweils in viele kleine Einzeldosen alle paar Stunden aufgeteilt.

Achtung, neue Risiken bei Überdosierung

Vitamin C ist – laut ganz neuen Forschungsergebnissen – nicht unbesorgt in »rauhen Mengen« einnehmbar. Es sammelt sich zwar nicht im Körper (nicht benötigtes Vitamin C wird über den Urin ausgeschieden), aber ersten Ergebnissen einer Untersuchungsreihe zufolge ist es möglich, daß Vitamin C in Megadosen das Erbmaterial des Menschen verändert. Ein Therapeut (Arzt oder Heilpraktiker) sollte deshalb das Risiko hoher Dosen gegen das Risiko einer sich ausbreitenden Infektion abwägen. Selbstmedikation scheint in diesem Bereich gefährlicher zu sein, als bisher angenommen.

Die Askorbinsäure beteiligt sich an einer schier unübersehbaren Reihe verschiedenster biochemischer Prozesse, bei denen Substanzen oxidiert oder reduziert werden. Der gesamte Stoffwechsel des Körpers käme ins Stocken, wenn Vitamin C plötzlich fehlen würde; der Organismus würde erbärmlich zugrunde gehen. So schildert ein Teilnehmer einer Expedition im 16. Jahrhundert die Krankheit, die durch Vitamin-C-Mangel entstanden war (Skorbut):»Einige Männer verloren ihre Kräfte und konnten nicht mehr auf den Beinen stehen. Andere waren über und über mit purpurfarbenen Flecken bedeckt, die sich über Knöchel, Knie, Schenkel, Schultern, Arme und Nacken ausbreiteten. Die Männer stanken aus den Münden, ihr Zahnfleisch verfaulte, bis alles abgefallen war, und sie verloren nach Schädigung der Wurzeln fast alle Zähne.«

Darüber hinaus sind einige gezielte »Aktionen« von Vitamin C bekannt: So ist es zum Beispiel aktiv an der Synthese von Eiweißmolekülen beteiligt. Da Antikörper ebenfalls Eiweißmoleküle sind – übrigens recht komplizierte –, ist es nicht verwunderlich, daß ohne Vitamin C auch keine ausreichenden Mengen von Antikörpern produziert werden können.

Vitamin C ist ein wichtiger Faktor der Kollagenbildung. Kollagen ist ein besonders stabiler Eiweißkörper, der für straffe Bindegewebsfasern sorgt. Mangelt es dem Körper an Vitamin C, so entstehen defekte kollagene Fasern. Das macht sich u. a. an der Qualität der Blutgefäße bemerkbar: Die Wände der Venen und Arterien werden spröde und brüchig; Blutungen sind die Folge. Deshalb ist übrigens Zahnfleischbluten ein typisches Begleitsymptom von Skorbut.

Wer sein Immunsystem wirksam mit Vitamin C unterstüt-

> Der tägliche Bedarf an Vitamin C beträgt bei
> Kindern unter 14 Jahren: 45 Milligramm
> Schülern über 14 Jahren: 50 Milligramm
> Erwachsenen: 60 Milligramm
> Reichlich Vitamin C ist enthalten in: Holunderbeeren, Kiwis, Orangen, Zitronen, Himbeeren, Grapefruits, Zwiebeln, Spinat, grünen Erbsen, Kohlrabi und Kohl. Entgegen allgemeiner Meinung enthalten Äpfel verhältnismäßig wenig Vitamin C (ein Apfel enthält nicht einmal ein Viertel des Vitamin-C-Gehalts einer Kiwi oder Orange). Faustregel: Eine Kiwi oder eine mittelgroße Orange am Tag decken den normalen Tagesbedarf an Vitamin C. Auch Honig enthält in geringen Mengen Vitamin C.

zen will, kann dies leicht auch ohne Tabletten: Vitamin C gibt's in vielen Nahrungsmitteln – nicht nur in den importierten Zitrusfrüchten. Auch heimische Obst- und Gemüsesorten sind hervorragende Lieferanten von Vitamin C – so zum Beispiel Hagebutten oder Sauerkraut.

Der Umgang mit Honig: Vorsicht, Gefahr für die Heilkraft

Hildegard von Bingen (1098–1179), die vielzitierte Klosterfrau und wohl bekannteste Heilerin des Mittelalters, hat viele Weisheiten hinterlassen – und einen großen Fehler gemacht: Bei manchen Rezepten empfahl sie, den Honig zu kochen! Niemals aber darf Honig über 40 Grad erhitzt werden, wenn man ihn für die Gesundheit einsetzen will, denn dadurch wird er steril. Das heißt grundsätzlich: Wenn Sie Honig einem heißen Getränk oder Gericht zufügen, sollten Sie dieses erst auf ca. 40 Grad abkühlen.

Das gilt auch für das bekannteste Rezept: Heiße Milch mit Honig. Bitte die Milch erwärmen und nicht kochen (dauert sonst zu lange, bis sie abkühlt). Wenn sie trinkwarm ist, wird der Honig untergerührt. Auf diese Weise wird nicht nur das Beste im Honig erhalten, sondern auch die gesunden Wirkstoffe der Milch nicht herausgekocht.

Wer Honig lagert – und aufgrund unserer vielen Rezepte kaufen auch Sie vielleicht mal eine größere Menge –, sollte ihn luftdicht verschlossen halten. Denn dringen Sauerstoff und Feuchtigkeit an den Honig, beginnt er zu gären und verdirbt.

Zuviel Licht und schwankende Temperaturen (mal das sonnige Fensterbrett, mal der Kühlschrank) vernichten im Honig die antibakteriellen Wirkstoffe. Deshalb sollte der

Bienensaft entweder in einem dunklen Gefäß oder in einer Ecke ohne Sonnenschein gelagert werden. Den Kühlschrank braucht nur das Gelée Royale, Honig aber nicht. Gegenanzeigen für die Benutzung von Honig gibt es eigentlich nicht. Ein kurzer Test mit etwas Honig, der über Nacht auf die Ellenbeuge gegeben und mit einem Pflaster abgedeckt wird, kann Ihnen sagen, ob Sie womöglich zu den wenigen Menschen gehören, die gegen Honig allergisch sind.

Achtung: Diabetiker dürfen im Rahmen ihres Diätplanes leider auch keinen Honig essen. Er enthält viel zuviel Zucker!

Honig statt Zucker: Warum?

Der Pro-Kopf-Verbrauch von weißem Zucker in der Bundesrepublik liegt bei etwa 33 Kilo im Jahr. Das sind etwa 90 Gramm pro Person am Tag! Und das obwohl die meisten Ärzte und Zahnärzte für ein Maximum von 60 Gramm am Tag plädieren. Noch lieber sähen sie allerdings im Hinblick auf Stoffwechselstörungen, Übergewicht und Karies, wenn der Mensch noch weiter runter käme von seinem Zuckerkonsum.

Fabrikzucker enthält nur Süße, keine Vitalstoffe. Und auch das Märchen vom braunen Zucker, der soviel wertvoller sein soll, kann man vergessen: Selbst er enthält nur noch feinste Spuren von Vitamin B.

Und dann muß man sich mal die Liste der Vitamine, Spurenelemente und Mineralstoffe ansehen, die sich mit der Zerlegung des dem Körper zugeführten Fabrikzuckers beschäftigen: z. B. Vitamin B_1, B_3, Magnesium, Phosphor, Natrium, Schwefel, Chrom, Zink und Nickel werden in diesem Prozeß abgebaut und können ihre weiteren Aufgaben im Körper nicht mehr wahrnehmen. Das heißt: Nicht nur, daß Zucker dem Körper keinerlei Mineralien und Spurenelemente zuführt, er sorgt auch noch für deren viel zu schnelle Verbrennung.

Ganz anders sieht es da mit dem Honig aus. Der strotzt nur so vor Vitalstoffen (in »Der Reichtum des Honigs« auf Seite 49 sind sie genau aufgelistet). Zwar baut auch er ein paar Stoffe bei der Verarbeitung ab, doch erstens bringt er sie mit, und zweitens haben die Bienen einen wichtigen Schritt bereits selbst eingeleitet: Sie machten aus Weißzucker mit ihren Enzymen Trauben- und Fruchtzucker. Ein Schritt, der also dem menschlichen Organismus erspart bleibt. Zudem kann man bei der Benutzung von Honig die angegebene Zuckermenge um ein Drittel unterschreiten – bei gleichem Süßgeschmack. Und: Von Natur aus haben 100 Gramm Honig etwa 300, die gleiche Menge Zucker aber etwa 400 Kalorien.

Das heißt nun nicht, daß wir ernsthaft empfehlen, bei einer Reduktionsdiät schlicht den Zucker durch Honig zu ersetzen. In so einem Falle hilft wohl nur der völlige Verzicht auf Süßes. Aber im Sinne einer vernünftigen, vollwertigen Ernährung im Alltag ist Honig ganz sicher die bessere, weil gesündere Wahl.

Von der Akazie bis zum Wald: Die Honigsorten und ihre Besonderheiten

Welche Sorten es gibt, wie sie schmecken und worin der Unterschied besteht, von A bis Z in Tabellenform:

Honigsorte	Aussehen	Geschmack	Wirkung
Akazien, siehe auch Robinien	kristallisiert nur selten, bleibt flüssig	zarter Blütenduft, sehr mild und angenehm im Geschmack	keine Angaben
Buchweizen	ziemlich dunkel	eigenartig harziger Duft und Geschmack	besonders gut für Verdauung und Stoffwechsel, weil er viele Spurenelemente enthält
Eukalyptus	eher dunkel	kräftiges Aroma	infektionshemmend bei Erkrankungen der Atemorgane und Harnwege
Gebirgsblüten	hellgelb	schmeckt köstlich	wirkt gegen Erkältungskrankheiten

Honigsorte	Aussehen	Geschmack	Wirkung
Heide	rötlich-gelb bis braun, kristallisiert sehr schnell	kräftig, herb-aromatisch	besonders eisenhaltig, bringt Energie, hilft dem Herzen, wirkt harntreibend
Kastanien	bernsteinfarben	herb, eventuell sogar ein bißchen bitter	stimuliert die Blutzirkulation
Klee	cremig, weißgelblich	sanft und lecker	wirkt beruhigend, besonders gut bei Behandlung von Säuglingen, Babys und Kleinkindern
Kohlblüten	kristallisiert sehr schnell, sieht aus wie Fondant, ist sehr hell, beinahe milchweiß	wird beim Kristallisieren säuerlich	hat ziehende und reinigende Wirkung, kann also als Wundauflage genutzt werden oder für Reduktionsdiäten, Blutreinigungs- und Entwässerungskuren
Lavendel	klar, durchscheinend	intensiv-würzig bis zu leicht bitter	krampflösend und schmerzlindernd
Lindenblüten	hell, grünlich-gelb	aromatisch, ein klein wenig herb	entspannend bei Streß-Kopfschmerzen, beruhigend bei nervösem Magen und/oder Darm

Honigsorte	Aussehen	Geschmack	Wirkung
Löwenzahn	gelb wie die Blüten, aus denen er stammt	hocharomatisch, typisch	empfehlenswert bei Verdauungsstörungen, Leber- und Gallenleiden, zur Blutreinigung
Obstblüten	hellgelb bis mittelgelb – je nach Auswahl der Obstbäume	mild, neutral	fördert die Aufnahme von Vitaminen und Mineralstoffen bei akutem Mangel
Orangen	goldgelb, normal-fest	schmeckt nach Orangen	wirkt beruhigend bei Nervosität und Einschlafstörungen
Pinien	dunkel und flüssig	angenehm, kernig	bewährtes Mittel gegen Bronchitis
Raps	kristallisiert oft, gelbweiß	mild, frisch, aromatisch	lindernd und entspannend
Robinien, siehe Akazien	hellgelb	bei uns sind Akazien rar, deshalb werden Robinien verwendet, schmeckt mild	keine Angaben
Rosmarin	hellbernsteinfarben	eindeutiges Blütenaroma	schlägt gut an bei Leberleiden, aktiviert das Zentralnervensystem

Honigsorte	Aussehen	Geschmack	Wirkung
Salbei	blaßbernsteinfarben	sehr wohlschmeckend	Reiz- und Stärkungsmittel
Sonnenblumen	goldgelb und zähflüssig	herzhaft	verdauungsfördernd
Tannen	grünlich schwarz, bleibt lange flüssig	mild-harzig	gut gegen Bronchitis – auch als Inhalation
Waldblüten	dunkelgelb bis hellbraun	blühende Himbeeren, Brombeeren, Weiden, Faulbaum, Galander geben das milde, angenehme Aroma	gut bei Mund- und Halsentzündungen und gegen Verstopfung
Wald	hellgelb bis rötlich	Fichten, Eichen und andere Baumarten sorgen für würziges Aroma	bewährt bei Erkältungen, Nervosität und als allgemeines Stärkungsmittel

Von Abführmittel bis Zahnfleischentzündungen: Medizinische Anwendungen

Nach Alphabet geordnet haben wir für Sie zusammengetragen, bei welchen Symptomen Honig einsetzbar ist. In vielen Fällen hilft nicht nur der Honig allein, sondern sind auch andere Naturheilmittel oder die schon beschriebenen Nebenprodukte aus dem Bienenstock anzuwenden. In diesen Fällen liefern wir Ihnen natürlich auch die entsprechenden Rezepturen.

Generell muß an dieser Stelle betont werden, daß Honig kein Medikament, sondern ein Nahrungsmittel mit heilender Wirkung ist. Die Apitherapie (entstand aus dem lateinischen Namen der Bienen, Apis mellifica) beruht auf der Grundlage, daß der Körper nur gesund sein kann, wenn Seele, Geist und Körper im Einklang sind. Das schließt auch nicht aus, daß eine Krankheit mit einem herkömmlichen Medikament behandelt und gleichzeitig das Immun- und Nervensystem mit Honig und seinen Helfershelfern unterstützt werden kann.

Es gibt Symptome und Krankheiten, die auf den ersten Blick nicht so schlimm erscheinen, wie z. B. Akne, Kopfschmerzen, Durchfall. Aber jedes Symptom, das ungewöhnlich verstärkt oder über einen längeren Zeitraum immer wieder auftritt, gibt Anlaß zur Besorgnis und sollte einem Arzt oder Heilpraktiker anvertraut werden.

Dieses Buch gehört zu denjenigen, die sich zur Naturheilkunde bekennen und die Rückbesinnung auf jahrhundertealte Volksmedizin begrüßen. Denn vieles, was die Generationen unserer Groß- und Urgroßeltern an Hausrezepten kannten, findet heute – wie der Honig – auch Bestand vor den Augen skeptischer Wissenschaftler. Aber genauso wie die Naturheilkunde ihre Berechtigung hat, gäbe es keinen medizinischen Fortschritt und keine ständig steigende Lebenserwartung ohne die Schulmedizin. Sich zu trauen, eine kleine Erkältung mit heißer Milch und Honig selbst zu bekämpfen, darf nicht gleichzeitig dazu verleiten, eine schwere Bronchitis ohne einen Therapeuten und antibiotische Medikamente zu einem chronischen, gefährlichen Leiden werden zu lassen!

Noch ein wichtiger Hinweis: Wir empfehlen Ihnen unter den folgenden Beschwerdebildern immer wieder bestimmte, zum Teil sehr alte Kräuterteemischungen. Wenn Sie damit in die nächstbeste Apotheke gehen, werden Sie sich höchstwahrscheinlich die Nase stoßen: »Haben wir nicht ...«, »Machen wir nicht ...«, »Müssen wir bestellen, dauert vierzehn Tage« sind Antworten, mit denen Sie rechnen müssen. Dazu muß man wissen, daß in den letzten Jahrzehnten ein Apotheker für das Anmischen eines Tees 1,50 Mark berechnen durfte. Dieser Satz wurde zum 1. Juli 1998 auf 3 Mark erhöht. Vielleicht erhöht sich dadurch auch die Bereitschaft der Apotheker, Tees anzumischen.

Sicher ist das aber nicht. Nun wird sich – wenn auch nach einiger Suche – zwar immer eine Apotheke finden, die es freundlich möglich macht. Und diese können Sie sich ja dann einfach auch für Ihre teuren, aber für den Apotheker meist keinen besonderen Aufwand erfordernden Rezepte Ihres Arztes merken. Damit sich der gute Service für den freundlichen Apotheker auszahlt. Je komplizierter die Mischung, desto eher sollte man dem Fachmann Zeit fürs Anmischen einräumen. Denn wenn Sie einen Zettel abgeben und den Profi entscheiden lassen, wann er die Arbeit macht (z. B. in umsatzschwachen Stunden), wird man Sie seltener abweisen.
Und jetzt zu den Symptomen und ihren möglichen, natürlichen Behandlungsweisen im einzelnen:

Abführmittel (für Kinder)

Würde ein Erwachsener versuchen, allein mit Hilfe von Honig eine Verstopfung zu lösen, müßte er ihn fast kiloweise zu sich nehmen. Anders ist es bei Babys und Kleinkindern: Hier können einige Teelöffel Honig für den Stuhlgang sorgen. Das heißt im Umkehrschluß aber auch, daß man bei den Kleinsten nicht zu große Mengen Honig zum Süßen verwenden sollte.

Abgespanntheit

Wenn man sich wie gerädert fühlt, glaubt, nie wieder aufstehen zu können oder vor Müdigkeit fast bei der Arbeit am Schreibtisch einschläft, nennt man das »abgespannt«. Plötzlich wird selbst der »normale« Streß zuviel, sich auf eine Sache zu konzentrieren, ist kaum möglich. Die Gedanken schweifen dauernd ab. Man ist fahrig in allem, was man tut. Solche Zustände können auch durch Vitamin- und Mineralstoffmangel ausgelöst werden. Zwei Dinge sind dann ganz wichtig. Die Ernährung sollte viel frisches Obst und Gemüse enthalten. Und der gestreßte, ewig müde Mensch braucht unbedingt viel Bewegung an frischer Luft. Dabei sollte das Wetter keine Rolle spielen. Gerade ein Spaziergang durch Regen und Wind ist für den menschlichen Organismus gesund und wirkt sich abhärtend auf das Immunsystem aus. Wer jetzt gleich behandelt, erspart sich Folgen wie Infektionsanfälligkeit (egal, was in der Luft liegt, erschöpfte Menschen bekommen die passende Krankheit), Kreislaufschwächen oder Magen- sowie Darmstörungen. Folgender Weg wäre richtig und Honig dabei ein gutes Hilfsmittel:

Der Vitaldrink

Ein Glas warmes Wasser (badewasserwarm) mit einem Eßlöffel Honig, zwei Teelöffeln Blütenpollen und einem Teelöffel Apfelessig mischen. Langsam und schluckweise trinken.

Orangensaft-Honig-Trinkkur

Zwei- bis dreimal täglich vor den Mahlzeiten ein Glas frischgepreßten Orangensaft trinken, der in der ersten Woche mit einem Teelöffel, in der zweiten und dritten Woche jeweils mit einem Eßlöffel und in der vierten Woche wieder mit einem Teelöffel Honig gesüßt wird. Die Säfte müssen jedesmal frisch gepreßt werden, sich ein Lager anzuschaffen, ist kontraproduktiv, denn die Vitamine im fertigen Saft zersetzen sich sehr schnell.

Molke-Honig-Drink

Ein Glas Molke enthält alle wichtigen Vitalstoffe der Milch. Dem wird ein Tee- bis Eßlöffel Honig zugesetzt.
Der hohe Traubenzuckeranteil im Honig macht alle diese Drinks zu schnellen Energiespendern.

Abszesse und Furunkel

Abszesse können sich überall dort bilden, wo es Staphylokokken gelingt, unter die Haut zu dringen und in der Tiefe Eiterherde zu bilden. Das können ganz feine Hautverletzungen sein. Ein Furunkel unterscheidet sich im Prinzip kaum von einem Pickel. Er entsteht nur in einer tieferen Hautschicht, ist größer und grundsätzlich an einer Stelle, auf der Haare wachsen. Entzünden sich nämlich Haarfollikel, kann der Furunkel, der sich oft im Gesichtsbereich bildet oder dort, wo Reibung entsteht (z. B. Achselhöhle), ziemlich groß werden. Abszesse und Furunkel sollten auf keinen Fall (auch nicht, wenn sie einen gelben

Kopf bekommen) ausgedrückt werden. Damit ist immer die Gefahr einer Infektionsverbreitung verbunden. Besser sind Honigumschläge, die man auf zwei verschiedene Arten machen kann:

Umschlag 1
Etwas Weißmehl mit Honig und wenig Wasser breiartig anrühren und auf die Entzündung aufbringen. Mit Leinentüchlein abdecken und über Nacht einziehen lassen.

Umschlag 2
Etwas Klettenwurzel aus der Apotheke zerquetschen und mit Honig vermischen. Diesen Brei als Auflage verwenden und immer nach zwei bis drei Stunden austauschen.
In beiden Fällen wirkt der Honig entzündungshemmend und zieht gleichzeitig Flüssigkeit aus der Entzündung (in diesem Falle unappetitlicherweise Eiter). Im Normalfall sollte ein Abszeß oder Furunkel innerhalb von fünf Tagen platzen oder sich auflösen. Andernfalls sollten Sie doch zum Arzt gehen.

Adern, erweiterte

Sie kommen mit dem Alter oder werden durch große Anstrengung ausgelöst (z. B. Preßwehen bei einer Geburt). Erweiterte Adern sehen zwar nicht besonders gut aus, sind aber an sich kein medizinisches Problem. Wer aus kosmetischen Gründen dagegen angehen will, kann sich dabei auch des Honigs bedienen. Mit Malventee (20 Gramm

Malvenblüten auf 1 Liter kochendes Wasser, zehn Minuten ziehen lassen) vermischt (erst nach dem Abkühlen auf Handwärme) mit einem Eßlöffel Honig versehen, wird die Haut gestrafft und es verengen sich die darunterliegenden Blutbahnen. Die Malvenkompresse wird auf das gereinigte Gesicht (Hals, Dekolleté) gelegt und sollte etwa 30 Minuten einwirken. Danach die Haut nicht abspülen, sondern nur noch eine fettende Creme leicht einklopfen.

Akne

Der Horror des Teenagers schlechthin: Gesicht, Brust und Rücken voller dicker eitriger Pickel. Akne ist die Folge von verstopften, sich entzündenden Talgdrüsen. Und die wiederum sind die Folge einer Stoffwechselstörung, die besonders im Alter zwischen 11 und 22 Jahren häufig vorkommt. In besonders schweren Fällen sollte sicherheitshalber ein Hautarzt zu Rate gezogen werden, bei leichteren Fällen lohnt sich die Behandlung mit Honig. Denn die meisten käuflichen Aknemittel haben einen großen Nachteil: Sie trocknen die Haut aus und hinterlassen einen pickelfreien, aber geröteten und sehr trockenen Teint. Das liegt daran, daß sie vor allem das überschüssige Fett aus der Haut aufsaugen sollen und dabei aber für das Gleichgewicht der Haut notwendiges Fett ebenfalls vernichten. Sie gewinnen also den Krieg, hinterlassen aber ein Schlachtfeld mit einer Hauptleiche, und das ist die Haut selbst.

Honig-Leinsamen-Maske

Ein Eßlöffel zerstoßener Leinsamen wird mit drei Eßlöffeln heißem Wasser zu einer gallertartigen Masse verarbeitet. Sowie die Paste handwarm ist, einen Eßlöffel Honig unterrühren und die Masse sofort noch warm auf das betroffene Hautgebiet auftragen. Mit Seidenpapier abdecken und möglichst eine Stunde lang einziehen lassen. Mit Eibischtee oder warmem Wasser abnehmen. Dann die Pickel ausdrücken.

Pickel nach Möglichkeit nur mit einer Extraktionsöse aus der Apotheke entfernen. Die Benutzung der Finger kann zu weiteren Pickeln führen.

Weitere Rezepte zur Behandlung von Hautproblemen finden Sie in »Honigrezepturen für die Körperpflege«, Seite 172.

Alterserscheinungen

Verschleiß ist das überall verwendete Stichwort für das Nachlassen geistiger und körperlicher Fähigkeiten. Doch die Senioren selbst können daran einiges ändern. Es ist inzwischen wissenschaftlich erwiesen, daß sich z. B. Gehirn und Muskelapparat durch konsequentes tägliches Training fit erhalten lassen. Was tatsächlich mit dem Alter schlechter wird, ist der Stoffwechsel und dadurch auch verschiedene Organfunktionen. Honig und seine Nebenprodukte unterstützen chemische Prozesse im Körper und können so zu einer Verbesserung des allgemeinen Befindens führen. Wir schlagen diese Möglichkeiten vor:

Gelée Royale
Die Nahrung der Königinnen sollten Menschen über 55 täglich mit Honig vermischt zu sich nehmen. Die gleiche Wirkung erzielt ein Teelöffel Pollen pro Woche.

Propolis
2 bis 5 Tropfen dieser Flüssigkeit, einmal wöchentlich auf nüchternen Magen eingenommen, stützen die körperliche Abwehr.

Honig
Zwischendurch mal einen Teelöffel Immensaft pur, hilft Menschen immer auf die Beine. Der Grund: Der darin enthaltene Traubenzucker sorgt für schnelle Energielieferung. Damit lassen sich auch spontane, kurze Konzentrationsstörungen eindämmen.

Angina (Mandelentzündung)

Manchmal kommt sie mit Husten und Schnupfen gleichzeitig, in anderen Fällen als Folge einer nicht ganz ausgeheilten Erkältung: Die Entzündung der Gaumenmandeln – Angina genannt – ist meist deutlich sichtbar (belegte Zunge, gelbe oder weiße Flecken auf den Mandeln) und bringt Schluckbeschwerden und Halsschmerzen mit sich. Sind die Mandeln sehr häufig entzündet und wird die Behandlung verschleppt, kann das Auswirkungen auf den ganzen Organismus, auch auf das Herz haben.

Ein altes Rezept

Die Methode aus Großmutters Zeiten ist zwar sehr effektvoll, aber auch ein bißchen brutal: Mit einem Pinsel und dünnflüssigem Honig werden die Mandeln direkt bestrichen. Das ist zwar kurze Zeit unangenehm, hat aber den Vorteil, daß der Honig auf der Stelle beginnt, den Schmerz zu lindern, die Entzündung zu bekämpfen. Vielleicht probieren Sie auch mal aus, ob es Ihnen nützt, wenn sie den Honig ganz langsam von einem Eßlöffel lutschen. Beide Prozeduren kann man drei- bis viermal täglich anwenden.

Honigwabe

Imker und Reformhäuser bieten auch Bruchstücke von Honigwaben an. In den einzelnen Zellen befinden sich Honig, Pollen und Propolis. Auf mundgroßen Stücken dieser Wabe kaut der Erkrankte etwa 15 Minuten lang herum, spuckt am Schluß das Wachs aus. Das kann vier- bis sechsmal täglich gemacht werden.

Honig-Huflattich- oder -Holundertee

In sehr starkem Mischungsverhältnis (20 Gramm auf $^1/_2$ Liter kochendes Wasser, zehn Minuten ziehen lassen, dann auf Trinkwärme herunterkühlen) mit reichlich Honig gesüßt vor den Mahlzeiten in kleinen Schlucken trinken. Nach den Mahlzeiten mit reinem Zitronensaft, angereichert mit 10 bis 15 Tropfen Propolis, gurgeln.

Appetitlosigkeit

Unlust am Essen kann durch besonders gute Gefühle (z. B. frisch verliebt) ebenso ausgelöst werden wie durch negative (z. B. depressive Verstimmungen bis hin zur Depression). Sie kann auch mit privatem oder beruflichem Streß oder einer gerade überstandenen Krankheit zusammenhängen. Wirklich bedrohlich ist Appetitlosigkeit eigentlich nur für ganz schlanke bis wirklich dünne Menschen. Denn der menschliche Organismus kann eine ganze Weile ohne jede Nahrung überleben (allerdings nur, wenn er dabei wenigstens 2 bis 3 Liter Flüssigkeit täglich bekommt). Voll leistungsfähig ist man aber eigentlich nur, wenn der Körper auch täglich mit ausreichenden Mengen von Vitaminen, Mineralstoffen und Spurenelementen versorgt wird. Die befinden sich aber zumeist in der Nahrung. Wir empfehlen zwei bewährte Wege, den Körper wieder auf den Appetit zu bringen:

Honig pur
Vier Wochen lang morgens auf nüchternen Magen und abends kurz vor dem Schlafengehen einen Teelöffel Honig essen.

Appetit-Tees
Dafür eignen sich Rosmarin, Bitterklee, Brennessel und Enzian (Vorsicht bei Bluthochdruck!). Drei bis sechs frisch aufgegossene Tassen täglich trinken; mit Honig süßen, wenn der Tee abgekühlt ist.

Sollte sich nach einigen Tagen nicht mehr Appetit eingestellt haben, sollten Sie den Ursachen doch mit einem Therapeuten (Arzt oder Heilpraktiker) zusammen nachgehen.

Asthma

Plötzlich rasselt der Atem, man hustet Schleim wie verrückt, bekommt einfach nicht genug. Solche Attacken reißen Asthmatiker aus dem Schlaf, lassen Todesangst aufkommen. Im Ernstfall sind dann nur noch Notfallsprays aus der Schulmedizin die Rettung. Denn mit Asthma darf man nicht leichtfertig umgehen, es kann zum Atemstillstand führen.
Um den Körper gegen diese nächtlichen Anfälle zu wappnen, kann man auf Honig und andere Bienenprodukte zurückgreifen:

Gesundheitsgel
Eine kleine Zwiebel wird kleingeschnitten, zwei Knoblauchzehen durchgepreßt, ein Teelöffel Thymian und vier Eßlöffel Isländisch-Moos-Flechte werden mit zweieinhalb Tassen Wasser in einen Topf gegeben. Aufkochen und dann noch etwa eine halbe Stunde köcheln lassen. Die geleeartige Masse durchseihen und abkühlen lassen, dann eine halbe bis ganze Tasse Honig unterrühren. Von diesem entkrampfenden und hustenlösenden Gel täglich bis zu sechsmal einen Eßlöffel einnehmen.

Pollen-Honig-Gemisch
Zur Vorbeugung neuer Anfälle lohnt es sich, das Immunsystem im Körper günstig zu beeinflussen. Für diesen Zweck werden täglich morgens auf nüchternen Magen und abends vor dem Schlafengehen ein Teelöffel Pollen-Honig-Gemisch (zu gleichen Teilen) gegessen.

Gelée Royale
In täglicher Dosis sollte es Asthmatikern zur Gewohnheit werden. Es bringt eine großartige Stimulanz für das Immunsystem, das besonders bei allergischem Asthma (und das ist das häufigste) aus dem Gleichgewicht geraten ist.

Augen, müde

Einen ganzen Tag vor dem Computer, die Abende vor dem Fernseher, womöglich noch Zigarettenrauch in der Luft oder ganz entschieden zu wenig geschlafen gestern – all das kann zu müden, roten Augen führen. Unter Umständen brennen oder tränen sie auch noch:

Honig pur
Mit einer Pipette aus der Apotheke kann man den Immensaft (1 Tropfen pro Auge) direkt anwenden. Natürlich benutzt man dafür dünnflüssigen Honig (z. B. Wald-, Akazien- oder Wildblütenhonig).

Honig-Augentrost-Kompressen

Einen halben Teelöffel Augentrostkraut in 250 Milliliter kochendes Wasser geben, aufwallen lassen und dann zehn Minuten ziehen lassen, durchseihen, abkühlen. Einen Teelöffel Honig hinzufügen. In dieser Flüssigkeit Kosmetikpads oder Wattebäusche tränken, kurz auspressen (sie sollen feucht sein, aber nicht klitschnaß) und auf die geschlossenen Augen legen. Etwa 10 bis 20 Minuten wirken lassen. Für Augenbäder (Stilwännchen gibt es in der Apotheke) das Augentrostkraut verdünnen.

Ähnlich gut wirkt auch ein Milch-Kamille-Gemisch ($^1/_4$ Liter Milch, ein Eßlöffel Kamillenblüten, ansonsten wie oben), das sogar bei Bindehautentzündungen eingesetzt werden kann.

Achtung, ohne Filtrierung droht Gefahr. Alle Spülungen, Tinkturen usw., die im Augenbereich eingesetzt werden, müssen vor der Anwendung feinst filtriert werden (z. B. mit einem Kaffeefilter). Reste von Kamillenblüten oder andere Rohstoffe könnten zu schweren Entzündungen führen.

Blähungen

Besonders bei Babys und Kleinkindern müssen Blähungen sofort behandelt werden, weil die Jüngsten mit den damit möglicherweise verbundenen Schmerzen überhaupt nicht umgehen können. Doch unsere Honigrezepte kann auch jeder Erwachsene anwenden, der das lästige Problem hat und loswerden will:

Honigtees

Honig ist hier ein ausgezeichnetes Mittel, weil sein hoher Enzymgehalt der Verdauung auf die Sprünge hilft. Er (Menge je nach Geschmack, ein Teelöffel pro Tasse ist üblich) wird folgenden Tees (immer 20 Gramm Kräuter auf 1 Liter kochendes Wasser, zehn Minuten ziehen lassen, auf Trinkwärme abkühlen) zugesetzt: Kümmel, Fenchelsamen, Anissamen, Heidelbeerblätter, Thymian und Kamillenblüten.

Direktanwendung

Man kann auch Fenchel- beziehungsweise Salbeihonig direkt anwenden. Einfach mehrmals täglich einen Teelöffel davon nehmen.

Blasenkatarrh

Diese Infektion entsteht durch Bakterien und wird durch Unterkühlung gefördert. Die Folgen: vermehrter bis (akut) ständiger Harndrang mit schmerzhaftem Brennen, eventuell Blut im Urin, krampfhafte Schmerzen im Unterleib. Frauen leiden wesentlich häufiger darunter als Männer. Im akuten Fall helfen tatsächlich nur noch Antibiotika, in leichteren Fällen kann aber Honig einerseits auf das Immunsystem stärkend einwirken, andererseits die antibiotische Wirkung von Honig helfen:

Mammutdosis

Um den Bienenhonig in diesem Fall sinnvoll einzusetzen, muß man anfangs täglich 100 Gramm, später 50 Gramm Honig zu sich nehmen.

Lindenblütenhonig

Diese Blüten sind besonders wirksam gegen Blasenentzündungen, insofern kann man den Honig besonders gut pur einsetzen.

Honigtees

Immer mit einem Teelöffel Honig werden abgekühlte Tees (20 Gramm Kräuter auf 1 Liter kochendes Wasser, zehn Minuten ziehen lassen) gesüßt und damit in ihrer Wirkung unterstützt. Bei Blasenproblemen empfehlen sich folgende Sorten: Bärlapp, Blätter der schwarzen Johannisbeere, Brennessel, Salbei, Fenchel, Bärentraube, Bruchkraut, Echter Ehrenpreis, Färber-Ginster, Maisgriffel, Orthosiphonblätter, Rosenblätter und Weide.

Auch empfehlenswert: Eine Mischung aus jeweils 10 Gramm Rettich, Anis, Knoblauch, Borretsch und Odermennig, mit der man 2 Liter Tee auf die übliche Weise herstellt und sie im Laufe eines Tages trinkt.

Obwohl man es eigentlich nicht möchte, muß man bei einer Blasenentzündung sehr viel trinken. Um weiterem schmerzhaften Wasserlassen vorzubeugen, würde man zwar am liebsten nie wieder Flüssigkeit zu sich nehmen, aber auf diese Weise würden auch alle Bakterien in der Blase bleiben. Um sie loszuwerden, muß man Unmengen Tee (siehe oben) oder Wasser zu sich nehmen.

Tinktur
Ein Extrakt aus Goldrute wirkt sehr gut entwässernd und sollte dreimal täglich (30 Tropfen) eingenommen werden.

Blutarmut

Anämie klingt immer nach bleichen, jungen Mädchen in engen Korsetts, die bei jeder Gelegenheit in Ohnmacht sinken. Also schlichtweg nach einer Erscheinung, die mit den engen Korsagen vergangener Jahrhunderte unterging. Dem ist aber keineswegs so: Tatsächlich leiden noch heute besonders viele Frauen (aber auch durchaus Männer, z. B. nach Operationen, Krankheiten oder größeren Verletzungen) unter den Symptomen der Blutarmut. Das sind: Leistungsschwäche, rasche Ermüdbarkeit, Kopfschmerzen, Konzentrationsschwäche, Schlaflosigkeit, Flimmern vor den Augen, Durchblutungsstörungen (kalte Füße und Hände), Ohnmachtsneigung und ständige Blässe.
Das Histidin (eine Aminosäure) und die B-Vitamine im Honig sowie im Pollen und Gelée Royale sind die Ursache für die heilende Wirkung von Honig bei Blutarmut:

Honig und Pollen
Die beiden hochwertigen Bienenprodukte werden zu gleichen Teilen vermischt. Davon wird dann täglich vor den drei Mahlzeiten ein Teelöffel voll eingenommen.

Milch und Honig

Dieses alte Hausrezept nützt eben nicht nur bei Erkältungen oder Halsschmerzen, sondern bringt auch die Blutproduktion in Gang. Babys und Kleinkinder bekommen die warme Milch mit einem Teelöffel bis zu einem Eßlöffel voll Honig pro Tag. Erwachsene vertragen bis zu zwei Eßlöffel Honig täglich und können die Flüssigkeitsmenge nach Belieben und Geschmack verändern. In keinem Fall sollte die Milch gekocht oder der Honig über 40 Grad erhitzt werden. Alles Gute, was in diesem Drink steckt, ginge sonst verloren.

Met

Täglich zu Mittag ein Sherryglas Honigwein ist empfehlenswert.

Honigtees

Gegen Blutarmut sind diese Kräuter (20 Gramm davon auf 1 Liter kochendes Wasser, zehn Minuten ziehen lassen) gewachsen: Brennessel, Wermut, Schafgarbe, Frauenmantel, Tausendgüldenkraut und Thymian. Natürlich soll auch bei dieser Therapie ein Teelöffel voll Honig in dem abgekühlten Tee nicht fehlen.

Frisch gepreßte Säfte

Seit man gute Maschinen schon für knapp über hundert Mark bekommt, werden Entsafter in vielen Privathaushalten immer beliebter. Gegen Blutarmut haben sich als wirkungsvoll erwiesen: frischer Spinat- oder Kirschsaft, eventuell angereichert mit Meerrettich, ein paar Brennesselblättern oder Karotten. Pro Glas einen Teelöffel Honig hinzufügen.

Gekaufte Säfte haben nie dieselbe Wirkung wie frischgepreßte, denn die darin enthaltenen Vitamine sind in den meisten Fällen künstlich und werden vom Körper nicht annähernd so gut bearbeitet wie natürliche. Darüber hinaus ist das Eisen aus Spinat und Kirschen in den fertigen Säften nur noch in Spuren vorhanden.

Blutdruck, niedriger

Längst nicht so gefährlich wie zu hoher Blutdruck ist der niedrige. Trotzdem sind die morgendliche Antriebsschwäche, die Kreislaufprobleme mit Übelkeit und Schwindel unangenehm. Zusammen mit Apfelessig kann Honig den Blutdruck in Schwung bringen:

Apfelessig-Honig-Trank
Auf ein Glas Wasser werden zwei Teelöffel Apfelessig und ein Teelöffel Honig gegeben. Das Ganze möglichst vier bis sechs Wochen lang, einmal morgens auf nüchternen Magen und ein zweites Mal abends vor dem Schlafengehen einnehmen.

Brandwunden

Generell gilt bei Brandwunden: Kein Fett, kein Mehl, sondern fließend Kaltwasser sollte auf die betroffene Hautstelle gegeben werden. Das Wasser dabei so lange laufen lassen, bis die Kälte den Schmerz quasi mitgenommen hat. Erst nach dieser »Schocktherapie« kann Honig eingesetzt werden. Und zwar wird er einfach dünn auf die Verletzung aufgetragen. Über Nacht kann man eine leichte Mullbinde auflegen, tagsüber ist es besser, Luft an die Brandwunde dringen zu lassen. Erfahrungsgemäß heilen Hautverletzungen so am schnellsten. Honig mit seinen Enzymen unterstützt den Hautaufbau ohne Narbenbildung:

Honig-Öl-Lotion
Sie nehmen zwei Eßlöffel Rotwein, einen Eßlöffel Honig und einen Eßlöffel Olivenöl und mischen alles gut zusammen. Diesen Balsam auf kleine Brandwunden oder sonnenverbrannte Hautflächen streichen und entweder mit einem frischen (hinterher zu waschendem) T-Shirt oder aber mit einem Mullverband abdecken.

Bronchitis

Die Entzündung der oberen Luftwege (Bronchien) stellt die unangenehmste Form von Husten dar. Zuerst ist der Husten sehr quälend, trocken und oft mit Schmerzen im Brustraum verbunden. Dann wird er leichter, der in den Bronchien abgesonderte Schleim kann abgehustet werden. Nicht selten ist eine Bronchitis mit Fieber verbunden. Sie muß unbedingt ausgeheilt werden, weil sie andernfalls chronisch werden kann. Der Betroffene sollte auf vitaminreiche Kost achten, schlechte Luft oder Rauchen unbedingt vermeiden. Und der Kranke muß sehr viel trinken. Das fördert nämlich die Verschleimung und das Abhusten, so daß der quälende Effekt der Bronchitis schneller nachläßt:

Honigtees
Natürlich kann man sich auch an Mineralwasser halten, aber warum nicht zwei Fliegen mit einer Klappe schlagen? Also Tee trinken und damit bei der Flüssigkeitsaufnahme gleich Gesundheit tanken. Dafür kommt zum Beispiel Kamillentee in Frage. Dafür wird ein Eßlöffel Kamillenblüten mit einer großen Tasse kochendem Wasser überbrüht und nach zehn Minuten Ziehen abgeseiht (zwei- bis sechsmal täglich trinken). Nach dem Abkühlen wird mit einem Teelöffel Honig pro Tasse gesüßt. Weitere mögliche Teesorten (20 Gramm Kräuter auf 1 Liter kochendes Wasser, zehn Minuten ziehen lassen) gegen Bronchitis: Anissamen, Lungenkraut, Thymian, Huflattich, Fenchelsamen und Spitzwegerich.

Teemischungen
Gerade gemeinsam können Heilkräuter und Honig eine tolle Wirkung entfalten. Versuchen Sie es doch mal mit unserer Mischung Nr. 1: 10 Gramm Thymian, 10 Gramm Brennessel, 10 Gramm Eisenkraut, 10 Gramm Quendel und 10 Gramm Salbei. Oder Mischung Nr. 2: 10 Gramm Königskerze, 10 Gramm Huflattichblätter, 10 Gramm Eibischkraut, 10 Gramm Eibischwurzel und 10 Gramm Süßholz. Letzte Wahlmöglichkeit ist die Mischung Nr. 3: 10 Gramm Schlüsselblumenwurzel, 10 Gramm Spitzwege-

richblätter, 10 Gramm Stockrosenblüten, 10 Gramm Wollkraut und 10 Gramm Kamille. Alle jeweiligen Zutaten vermischen und dann immer einen Teelöffel pro Tasse aufgießen. Nach dem Abkühlen einen Teelöffel Honig hinzufügen.

Honig-Zitronen-Gel
Jeweils einen Teelöffel Honig, frischen Zitronensaft und Glyzerin mischen und davon bei Bedarf einen Teelöffel einnehmen. Dieses Gel wirkt husten- und schleimlösend.

Honigmilch
Natürlich bringt es auch schon warme Milch mit Honig. Aber noch intensiver wirkt dieses Rezept: Drei Teelöffel Fenchelsamen mit $^1/_4$ Liter Milch aufkochen, abseihen, abkühlen lassen und dann einen Eßlöffel Honig hinzufügen. In kleinen Schlucken trinken.

Vitaminbombe
Flieder- oder Holunderbeersaft mit einem Tee- oder Eßlöffel Honig gesüßt ist eine hochgradige Vitamin-C-Bombe. Das puscht das Immunsystem und zusätzlich wirkt auch der Honig antibiotisch und beruhigend.

Diabetes

Im Normalfall dürfen Diabetiker, trotz aller Diät-Lockerungen in den letzten Jahren, **keinen Honig** zu sich nehmen. Und der für Sie aufbereitete Diabetiker-Honig enthält kaum noch etwas von der Heilkraft des ursprünglichen Lebensmittels. Der normale Honig enthält zwar den für Diabetiker leichter verdaulichen Fruchtzucker, aber eben in fast gleicher Menge auch Traubenzucker – und den dürfen Zuckerkranke ausschließlich im Fall einer **Unterzuckerung** zu sich nehmen. Für diesen **Notfall** – sprechen Sie bitte vorher mit Ihrem Therapeuten (Arzt, Heilpraktiker) darüber – könnte ein Teelöffel Honig aber genausogut oder besser geeignet sein als purer Traubenzucker.

Durchblutung, schlechte

Kalte Hände und Füße können auch durch Blutarmut ausgelöst werden. In jedem Fall aber sprechen sie für schlechte Durchblutungsverhältnisse und gegen die sollte man – insbesondere Raucher und Diabetiker (erhöhtes Risiko!) – etwas unternehmen. Erst muß ein Therapeut (Arzt oder Heilpraktiker) zu Rate gezogen werden, um sicherzugehen, daß es sich nicht um ernstere Hintergründe handelt. Und dann gibt es – wieder mal – ein sehr wirkungsvolles Rezept aus Großmutters Apotheke.

Honig-Knoblauch-Sirup
20 Zehen Knoblauch auspressen, in 0,5 Liter Wasser fünf Minuten lang kochen lassen. Danach die Flüssigkeit durch ein Sieb gießen und abkühlen lassen. Jetzt den Saft einer Zitrone und zwei Eßlöffel Honig unterrühren. Davon täglich morgens und abends ein Sherryglas voll trinken und

möglichst niemandem direkt ins Gesicht sprechen. Kleines Geheimnis am Rande: Knoblauch wird immer dann in einer wirksamen Dosis gegeben, wenn man ihn auch anschließend riecht. Kapseln und Tabletten, die behaupten geruchsneutral zu sein, bleiben es immer nur bis zu einer gewissen Grenze und die liegt eben leider unterhalb der Wirkung. Der beigefügte Honig sorgt mit seinem Vitamin-C-Gehalt und dem enthaltenen Silizium genauso wie der Knoblauch (sehr durchblutungsfördernd) für die Reinigung der Blutgefäße.

Saftkur

Regelmäßiges Trinken folgender in Reformhäusern und Apotheken erhältlicher Kräutersäfte, die ebenfalls mit Honig gesüßt werden, ist auch sinnvoll: Erdbeerblätter, Brennessel, Wundklee, Borretsch, weiße Taubnessel und Waldmeister.

Durchfall

Neben Infektionen können auch Streß, Schock oder psychische Belastungen zu Darmentzündungen und Durchfall führen. Ärzte sprechen immer dann von Durchfall, wenn der Patient öfter als fünfmal am Tag dünnflüssigen Stuhlgang hat, der häufig mit Schleimabsonderungen und Krämpfen im Unterbauch einhergeht. Da der Körper mit so einer Aktion eventuell auch lediglich den Darm von irgendwelchen Giftstoffen befreien möchte, sollte man in den ersten zwei Tagen Durchfall keineswegs mit harten, schnellwirkenden Medikamenten bekämpfen, die beispielsweise die Bewegung des Darms (Peristaltik) beeinflussen (verlangsamen). Wenn Sie während des Durchfalls keinen Appetit haben, zwingen Sie sich nicht zum Essen. Der Körper steuert das ganz natürlich:

Honigtees
Honig wirkt beruhigend, beeinflußt die Verdauung positiv. Es sollten reichlich Tees getrunken werden, die zusammen mit Honig noch wirkungsvoller werden. Hilfreich sind folgende Kräuter, die auch abwechselnd verwendet werden können: Wermutblätter, Anis, Kümmel, Salbei (nur 5 Gramm auf 1 Liter Wasser und nur tagsüber trinken, nachts erreichen Sie die umgekehrte Wirkung), ansonsten Kamille, Pfefferminze, Dost, Echter Ehrenpreis und Johanniskraut (20 Gramm Kräuter auf 1 Liter kochendes Wasser, zehn Minuten ziehen lassen).

Thymiansud
Etwa zwölf Zweige frischen oder schonend getrockneten Thymian in 1 Liter Wasser aufkochen, abseihen, in der Thermosflasche aufheben und wenn die entsprechende Tasse abgekühlt ist, einen Teelöffel Honig zugeben. Nach jeder Mahlzeit so eine Tasse trinken.

Omas Apfel-Honig-Rezept
Für Babys wird es gern zubereitet, doch es funktioniert auch bei Erwachsenen. Morgens auf nüchternen Magen einen geschälten Apfel zerreiben und mit einem Teelöffel Honig süßen. Der Apfel wirkt wie ein Pfropf, der durch

den Darm wandert und eventuelle Verunreinigungen mitnimmt. Der Honig hemmt Entzündungen.

Gefahr bei Durchfällen: Dehydrierung. Besonders Babys, Kinder und Senioren sind bei Durchfällen, Fieber und Erkältungen immer in der Gefahr zu dehydrieren, d. h. innerlich auszutrocknen, was lebensgefährlich ist. Hier ein Rezept für Kranke, mit dem das Austrocknen verhindert und der Kreislauf stabilisiert wird: Zwei Eßlöffel Honig und ein halber Teelöffel Salz werden in 500 Milliliter abgekochtem Wasser oder Tee (beides vorher kühl werden lassen) aufgelöst und notfalls mit dem Teelöffel eingeflößt.

Entzündungen

Unter den Begriff Hautentzündungen (Dermatitis) fallen alle entzündlichen Hautirritationen, ob allergischen oder anderen Ursprungs. Nur ein Allergietest oder eine Untersuchung bei einem Hautarzt kann Ihnen Klarheit über den Ursprung Ihrer Hautkrankheit bringen. Die antibiotische Wirkung der Glukoseoxidase (ein Enzym) im Honig bekämpft Bakterien. Sie ist auch der Inhaltsstoff, der beim Erhitzen des Honigs als erstes auf der Strecke bleibt. Deshalb sollte der Honig auch bei äußerlichen Behandlungen von Entzündungen immer ungekocht verwendet werden:

Honigbinde
Bienenhonig kann direkt aufgetragen werden. Über Nacht eventuell mit einer Mullbinde abdecken.

Honigtee

Einen Teelöffel Zichoriewurzel mit 1 Liter kaltem Wasser übergießen, aufkochen und etwa zehn Minuten ziehen lassen. Vor Gebrauch 10 Gramm Aloe-vera-Frischzellenextrakt und 5 bis 10 Tropfen Propolis hinzufügen, mit Honig süßen (zur Stärkung des kämpfenden Immunsystems) und dreimal täglich trinken.

Kompresse

Dazu wird die Zichorie mit kochendem Wasser überbrüht und nach kurzem Abkühlen ebenfalls 5 bis 10 Tropfen Propolis hinzugefügt. Dann noch gut warm auf die Kompresse geben, auf die Entzündung legen und mit einem Leinentuch sowie einem wärmeren Frotteetuch umwickeln.

Pollenkur

Täglich ein Teelöffel der wertvollen Multipollen beschleunigt die Heilung.

Erkältung

Daß eine Erkältung durch eine Infektion ausgelöst wird, die das Immunsystem normalerweise überwiegend selbst bekämpft und heilt, weiß jeder. Weniger bekannt und noch immer gern auf falsche Kleidung geschoben oder durch Temperaturstürze draußen erklärt: Schnupfen und Husten werden ausschließlich von Viren ausgelöst, die in der Luft umherfliegen. Bei Erkältungskrankheiten werden sie durch

Tröpfcheninfektion beim Niesen, Husten oder durch Händeschütteln übertragen. Bester Schutz (auch prophylaktisch, wenn gerade Erkältungen die Runde machen): Das Immunsystem auf Trab bringen. Honig ist dabei ein erstklassiger Helfer. Kälteempfindliche Stubenhocker sind übrigens extrem gefährdet: Vorbeugend sollte man gerade nachts bei leicht geöffnetem Fenster und in einem Raum, der höchstens 18 Grad warm ist (da kann man fast das ganze Jahr die Heizung abgestellt lassen!), schlafen. Spaziergänge bei jedem Wetter (natürlich mit richtiger Kleidung), Gymnastik vor offenem Fenster, zum Abschluß der Körperhygiene eine kalte Dusche oder Bürstenmassagen sorgen ebenfalls für die notwendige Abhärtung:

Pollen oder Gelée Royale
Die tägliche Einnahme von einem Teelöffel Pollen oder 1 Gramm Gelée Royale sorgt zusätzlich für gute Abwehrkräfte in der Hochsaison gegen Viren (Herbst bis zum sonnigen Frühjahr).

Honigmilch
Milch (ca. 200 Milliliter für einen Becher) erwärmen (nicht kochen, nicht über 40 Grad!) und ein Eßlöffel Honig pro Becher stimuliert ebenfalls das Immunsystem.
Fängt das Niesen und Schnupfen schon an, sind folgende Maßnahmen sinnvoll:

Honigtees
Fenchelsamen, Holunderblüten, Lindenblüten, Huflattich, Kamille oder Pfefferminze (20 Gramm Kräuter auf 1 Liter

kochendes Wasser, zehn Minuten ziehen lassen, dann auf Trinkwärme abkühlen) mit pro Tasse einem Teelöffel Honig unterstützen das Immunsystem und bekämpfen die Symptome.

Ysopsirup
20 Gramm Ysopblätter in 250 Milliliter Wasser eine Viertelstunde lang durchkochen, durchseihen, die Blätter dabei noch mal gut auspressen, dann abkühlen lassen. Mit 100 Gramm Honig vermischen und teelöffelweise über den Tag und die Nacht verteilt einnehmen.

Feuerhonig
Galoppiert die Erkältung richtig los, gibt es noch ein recht scharfes Rezept. Dazu werden frisch geriebener Meerrettich und Honig in gleicher Menge miteinander verrührt. Alle zwei bis drei Stunden sollte ein Teelöffel dieses Honigs eingenommen werden.

Opas Hausrezept
Zwei große Zwiebeln werden in Scheiben geschnitten und dann in $1/2$ Liter Wasser eine Viertelstunde lang durchgekocht. Währenddessen wird ein Becher Fencheltee (zwei Teelöffel Samen auf etwa 200 Milliliter Wasser) aufgebrüht. Der Zwiebelsaft wird durchgeseiht und mit dem Fencheltee vermischt. Dann abkühlen lassen (muß lauwarm sein) und mit reichlich Honig verrühren (Geschmackssache – je mehr, desto besser).

Honiggrog

Wer abends bibbernd vor Kälte nach Hause kommt und vor sich hin schnieft, kann ja auch mal seinen Grog (Rum mit heißem Wasser aufgegossen) nach dem Abkühlen (Trinkwärme) statt mit Zucker mit Honig süßen.

Gefahr bei Erkältungen: Dehydrierung. Besonders Babys, Kinder und Senioren sind bei Durchfällen, Fieber und Erkältungen immer in der Gefahr zu dehydrieren, das heißt innerlich auszutrocknen, was lebensgefährlich ist. Hier ein Rezept für Kranke, mit dem das Austrocknen verhindert und der Kreislauf stabilisiert wird: Zwei Eßlöffel Honig und ein halber Teelöffel Salz werden in 500 Milliliter abgekochtem Wasser oder Tee (beides vorher kühl werden lassen) aufgelöst und notfalls mit dem Teelöffel eingeflößt.

Erschöpfung

Fühlen Sie sich abgeschlagen, sind dauermüde und können sich einfach nicht konzentrieren? So absurd es auf den ersten Blick klingt, viele Naturmediziner sehen eine der Ursachen dafür im Verdauungssystem. Wenn hier nicht alles reibungslos verläuft, können sogar Depressionen entstehen. Gerade für die Verdauung aber leistet Honig Erstaunliches: Er fördert den Stoffwechsel und sorgt für eine Normalisierung in Magen und Darm. Klappt's dort, werden Sie womöglich feststellen, daß Sie sich wieder fit und leistungsfähig fühlen, die Stimmung steigt. Vitamine und Mineralstoffe, die im Honig enthalten sind, geben zusätzlichen

Schwung. Ein belebter Stoffwechsel, der wieder richtig funktioniert, macht jeden belastbarer und frischer. Erschöpfung weicht, neue Energie wirkt. Jeder, der an einer Über- oder Unterfunktion der Schilddrüse und damit unter einer Stoffwechselstörung leidet, kennt diesen Effekt von seiner täglichen Hormontablette:

Honigmolke
Die besten Vitalstoffe der Milch sammeln sich in der Molke. Davon täglich ein Glas mit reichlich Honig vermischt, ist ein schnell wirkender Energiespender, der auch Muskelkater und -schwäche bekämpft.

Honig-Apfelessig-Drink
Dazu werden 250 Milliliter Wasser, zwei Teelöffel Apfelessig und mindestens ein Teelöffel Honig miteinander vermischt und das Ganze morgens auf nüchternen Magen getrunken. Wird in Form einer Trinkkur (mindestens sechs Wochen) angewandt.

Rockys Hollywood-Rezept
Es klingt ein bißchen eklig (sah auch im Film *Rocky* mit Sylvester Stallone nicht appetitlich aus), bringt aber wirklich viel für die körperliche Fitneß, nicht nur für die eines Boxers. Zwei rohe Eier werden mit einem Teelöffel Honig kräftig verrührt und vor den Hauptmahlzeiten getrunken.

Falten

Sowohl bei Männern (da aber langsamer) als auch bei Frauen verändert sich mit den Jahren der Hormonhaushalt. Folge: Das Bindegewebe verliert Flüssigkeit, trocknet mehr und mehr aus. Die Haut darüber wirft buchstäblich Falten. Ganz verhindern kann das nach wie vor niemand. Aber Hautpflege – und damit meinen wir nicht die superteuren Cremes, die immer wieder weismachen wollen, daß sie das Altern verhindern – kann den Prozeß hinauszögern. Versuchen Sie doch mal unsere stark pflegende:

Nachtcreme
Ein Eigelb wird mit eineinhalb Eßlöffeln Honig und der gleichen Menge Weizenkeimöl verrührt (Handrührgerät). Dann das Eiweiß steif schlagen und unterheben. Die Masse wird in ein verschließbares Gefäß gefüllt und kräftig geschüttelt. Abends auftragen, morgens mit Wasser Überreste entfernen. Reste am nächsten und übernächsten Tag verbrauchen und zwischendurch im Kühlschrank lagern.
Weitere Rezepte zu Hautproblemen finden Sie in »Honigrezepturen für die Körperpflege« auf Seite 172.

Fieber

Bis 37,5 Grad ist alles in Ordnung, zwischen 37,5 und 38 Grad spricht man von erhöhter Temperatur und von Fieber bis 39,9 Grad. Ab 40 Grad handelt es sich um hohes Fieber und ab 42 Grad wird es lebensgefährlich oder zumindest können Organe ernsthafte Schäden erleiden. Ab 39 Grad wird sich aber ein Erwachsener schon so schlecht fühlen, daß er freiwillig einen Therapeuten (Arzt oder Heilpraktiker) aufsucht. Was auch vernünftig ist, denn man muß ja herausbekommen, gegen welche Infektion sich der Körper gerade wehrt.

Erhöhte Temperatur an sich ist nämlich keine Krankheit, sondern ein gesunder Abwehrmechanismus des Körpers gegen angreifende Viren und Bakterien. Sie können Ihren Körper dabei unterstützen. Essen Sie viel Obst und trinken Sie soviel Wasser oder Tee wie nur möglich. Und gehen Sie – sobald die Temperatur gesunken ist – an die frische Luft. Wir geben Ihnen Tips für die Tage mit Fieber und die anschließende Rekonvaleszenz:

Honigtees

Schweißtreibende Kräuter erweisen sich als besonders hilfreich. Darunter: Silberweidenrinde, Lindenblüten und Holunderblüten. 20 Gramm Kräuter auf 1 Liter kochendes Wasser, zehn Minuten ziehen lassen, dann abkühlen und mit Honig süßen.

Wadenwickel

Je höher das Fieber, desto wärmer sollte das Wasser sein, mit dem die Wickel gemacht werden. Bei leichtem Fieber ganz kalt, ab 39 Grad etwa lauwarm (ca. 15 Grad). Der Kranke würde sich beim Umschlagen der Waden mit einem zu kalten Wickel sonst zu sehr erschrecken. Ausgetauscht werden die Wickel immer dann, wenn sie körperwarm geworden sind.

Aufputschpunsch

$1/2$ Liter Wasser mit zwei Eigelb, einem Teelöffel Zitronensaft, einem Eßlöffel Honig und etwas Milch gut verquirlen. Lassen Sie das Getränk nicht stehen, sondern trinken sie es gleich.

Fiebersenker

Starker Tobak, bringt aber die Temperatur herunter: Zwei Eigelb, vier Eßlöffel Cognac, eineinhalb Eßlöffel Honig miteinander verquirlen und $1/8$ Liter Wasser untermischen. Ebenfalls schnell trinken. Frische Eier zersetzen sich sonst unappetitlich.

Honig-Essig-Drink

Eine halbe Tasse Honig, eine halbe Tasse Apfelessig, einen Eßlöffel Meersalz gut durchrühren und mit einer halben Tasse Mineralwasser aufgießen. Das klingt nicht nur so, das schmeckt auch wirklich scheußlich! Der Drink senkt aber ganz sicher und relativ schnell das Fieber.
Nach den Fiebertagen gilt es, das Immunsystem aufzubauen, damit es keinen Rückfall gibt. Es ist auch von der bisherigen Arbeit stark geschwächt und kann jetzt Ihre Hilfe brauchen.

Honigsäfte

Holunderbeeren, Fliederbeeren und rote Johannisbeeren zu Saft verarbeiten (oder qualitativ hochwertigen, ungesüßten aus dem Reformhaus besorgen) und jedes Glas mit einem bis zwei Teelöffeln Honig süßen. Die Mischung aus Antibiotika im Honig und hohem Vitamin-C-Gehalt in den Beeren bringt's. Diese Säfte können auch schon während des Fiebers getrunken werden.

Pollen

Jeden Tag einen Teelöffel Pollen unter Säfte oder Müslis mischen. Stärkt das Immunsystem. Ebenso 1 Gramm Gelée Royale täglich oder das Trinken eines Likörglases Pollenweins am Tag.

Gefahr bei Fieber: Dehydrierung. Besonders Babys, Kinder und Senioren sind bei Durchfällen, Fieber und Erkältungen immer in der Gefahr zu dehydrieren, das heißt innerlich auszutrocknen, was lebensgefährlich ist. Hier ein Rezept für Kranke, mit dem das Austrocknen verhindert und der Kreislauf stabilisiert wird: Zwei Eßlöffel Honig und ein halber Teelöffel Salz werden in 500 Milliliter abgekochtem Wasser oder Tee (beides vorher kühl werden lassen) aufgelöst und notfalls mit dem Teelöffel eingeflößt.

Fingernägel

Honig enthält viele Stoffe (Vitamine, Mineralien etc.), die einem Vitalstoffmangel im Körper entgegenwirken. Fingernägel und Haare sind deutliche Zeichen für Mangelerscheinungen. Brechen die Nägel leicht, fehlt dem Körper z. B. Kalk. Den kann man auf ganz natürliche Weise herstellen und dem Organismus anbieten:

Ei-Honig-Wasser
Ein gut gewaschenes Hühnerei wird in ein Glas gelegt und dann mit reinem Zitronensaft übergossen. 24 Stunden in Zimmerwärme und weitere 24 Stunden im Kühlschrank wird das Glas samt Inhalt gelagert. Dann wird das Ei entnommen. Die Flüssigkeit mit Bienenhonig verrührt und mit Wasser oder Mineralwasser aufgegossen. Diese Kalkbombe trinkt man 14 Tage lang (Produktion des Saftes mit immer neuen Eiern täglich weiterführen).

Honig-Sahne-Lotion
Zusätzlich kann man die Nägel regelmäßig (ruhig zwei-, dreimal die Woche) in einem Schälchen baden. Darin werden 100 Milliliter Sahne (auf etwa 30 Grad im Wasserbad erwärmt) und ein Eßlöffel Honig glatt gerührt. Die Nägel jeder Hand etwa zehn Minuten in der lauwarmen Flüssigkeit ruhen lassen.

Flechten

Mehr als einmal täglich zu duschen, kann sie auslösen, der Mangel an z. B. Vitamin D in der sonnenarmen Winterszeit sie begünstigen, ein Pilz kann dahinterstecken oder ein Ekzem: Fast jeder hat mal mit Hautflechten zu kämpfen:

Propolis
Wenn Sie eine Propolissalbe in der Apotheke kaufen wollen, nehmen Sie eine möglichst pure Creme, keine, in der Propolis nur neben vielem anderen beigemischt wurde.

Dünn aufgetragen, sollte diese Salbe schon nach wenigen Tagen eine deutliche Wirkung zeigen. Alternativ könnte man auch Propolis als Tinktur anwenden.

Frostbeulen

Klingt nach einem Problem, das nur Amundsen und seine Kollegen bei der Polarforschung betraf. Tatsächlich ist aber regelrechter Frost inzwischen eine der seltensten Begründungen für Frostbeulen. Schwere Durchblutungsstörungen, Bewegungsmangel und niedrige Temperaturen (nicht mal unter Null) führen wesentlich häufiger zu den rot-lilafarbenen Knötchen an Füßen und Unterschenkeln. Bienenprodukte wirken von innen: Denn gerade gegen Durchblutungsstörungen sind Gelée Royale und Propolis ausgezeichnete Helfer.

Gelée Royale & Propolis
Gelée Royale (1 Gramm) und Propolis (10 Tropfen) sollten täglich eingenommen werden. Beide sind durchblutungsfördernd. Das fällt allerdings hauptsächlich in die Prophylaxe.

Honigtees
Blutreinigung mit Heilkräutern wie z. B. Bärlauch, Birke, Borretsch, Brennessel, Brunnenkresse, Klettenwurzel, Löwenzahn, Quitte, Rhabarber, Schafgarbe, Selleriekraut, Spitzwegerich oder auch Zwiebeln. Behandelt werden die Kräuter wie Tees: 20 Gramm Kräuter auf 1 Liter kochendes

Wasser, zehn Minuten ziehen, dann abkühlen lassen, mit Honig – je mehr, desto besser – abschmecken.

Frühjahrsmüdigkeit

Klingt paradox: Alles grünt und blüht, aber man selbst fühlt sich wie ein ausgewrungener Waschlappen. Frühjahrsmüdigkeit steht auch tatsächlich in keinem Zusammenhang mit mehr Sonne und Licht (ganz im Gegenteil), sondern ist eine Folgeerscheinung der Wintermonate, die fast immer von Dunkelheit, einem Mangel an Sauerstoff (Fenster geschlossen, keine Spaziergänge), an Mineralstoffen und Vitaminen (z. B. Eintöpfe enthalten das alles nämlich nicht) bestimmt werden. Und ausgerechnet, wenn alles wieder besser wird, holt sie einen ein, diese bleierne Müdigkeit. Ansteckend ist dabei allerdings nur das Gähnen:

Orangensaft-Honig-Trinkkur

Trinken Sie zwei- bis dreimal täglich vor den Mahlzeiten ein Glas frischgepreßten Orangensaft, der in der ersten Woche mit einem Teelöffel, in der zweiten und dritten Woche jeweils mit einem Eßlöffel und in der vierten Woche wieder mit einem Teelöffel Honig gesüßt wird. Die Säfte müssen jedesmal frisch gepreßt werden, sich ein Lager anzuschaffen, ist kontraproduktiv, denn die Vitamine im fertigen Saft zersetzen sich sehr schnell.

Honig pur

Generell macht es in dieser Zeit Sinn, täglich dreimal einen Eßlöffel Honig langsam zu lutschen. Und diese Portionen kann man auch nach Bedarf regeln: Wenn man morgens nicht richtig hochkommt, fürs Nachmittagsloch oder wenn man abends um sechs nur noch ins Bett möchte. Denn der im Honig enthaltene Traubenzucker wirkt als schneller Energiespender, hindert einen beispielsweise am Büroschlaf, bringt einen schnell wieder auf Trab.

Saftkur

Das heißt zunächst: völlige Darmentleerung durch Glaubersalz (schmeckt eklig, wirkt eklig, ist aber natürlich und bringt es). Danach nehmen Sie drei bis fünf Tage nur Säfte zu sich. Entweder entsaften Sie selbst mit eigener Maschine oder Sie kaufen gute (natürlich ungesüßte) Säfte im Reformhaus. Sinnvoll sind folgende Früchte, Kräuter und Gemüse: Aprikose, Artischocke, Baldrian, Bärlauch, Brennnessel, Brunnenkresse, Erdbeere, Fenchel, Grapefruit, Hafer, Holunder, Karotte, Knoblauch, Löwenzahn, Melisse, Orange, Paprika, Petersilie, Pfirsich, Preiselbeere, Quitte, Rhabarber, Sanddorn, Sauerkraut, Schafgarbe, Schlehe, Sellerie, Tomate, Traube, Weißkohl, Zinnkraut, Zitrone und Zwiebel. Nach diesen Tagen dürfen Sie auf Rohkost oder Gemüse und Obsttage umsteigen. Halten Sie auch das noch mal acht bis 14 Tage durch. Achten Sie auf genügend Aktivitäten an der frischen Luft und kümmern Sie sich verstärkt auch um ihre Haut (Kalt- und Warmduschen, Bürstenmassagen). Danach sind Sie ganz entschieden frühjahrsfit!

Honig-Kräuter-Tee

Ersetzen Sie doch mal probeweise in den ersten zwei Monaten des Jahres den morgendlichen Becher Kaffee durch Tees mit folgenden Kräutern: Bärlauch, Birke, Borretsch, Brennessel, Brunnenkresse, Klettenwurzel, Löwenzahn, Quitte, Rhabarber, Schafgarbe, Selleriekraut, Spitzwegerich oder auch Zwiebel. Behandelt werden die Kräuter wie Tees: 20 Gramm Kräuter auf 1 Liter kochendes Wasser, zehn Minuten ziehen, dann abkühlen lassen, mit Honig – je mehr, desto besser – abschmecken.

Power-Frühstück

Anstelle des üblichen Kaffees: Einen Eßlöffel Petersilie in den Mixer geben, hacken, dann $^1/_8$ Liter Milch und dieselbe Menge Tomatensaft, zwei Teelöffel Honig und einen Eßlöffel Quark (ca. 20% Fett i. Tr.) hinzufügen. Gut durchmischen und frisch trinken. Dazu statt Brötchen aus totem Weißmehl mit übersüßer Marmelade ein Fitneßmüsli, bestehend aus: 150 Gramm Quark (20%), drei Eßlöffeln Milch, zwei Eßlöffeln gemahlenen Haselnüssen, einem Eßlöffel Weizenkleie, einem Eßlöffel Weizenkeime, einem Eßlöffel Blütenpollen und ein bis zwei Eßlöffeln Honig. Mit diesem Frühstück bekommt Ihr Körper schon morgens all die Vitamine und Mineralstoffe, die er für den Rest des Tages braucht.

Furunkel, siehe Abszesse

Gallenbeschwerden

Schmerzen unter dem rechten Rippenbogen, zeitweise Erbrechen (Entzündung) oder äußerst schmerzhafte Koliken, die bis in den Rücken und den rechten Arm ausstrahlen – wenn die Gallenblase nicht richtig funktioniert, wird's unangenehm. Die Galle ist so etwas wie die Aushilfe der Leber. Sie tritt immer dann ein, wenn die Leber mit der angebotenen Nahrung nicht mehr allein klarkommt. Und das ist auch der Grund, weshalb Kranke mit Gallensteinen nach der operativen Entfernung der Blase weiterhin Diät (kein Fett, kein Alkohol) leben sollten. Zwar macht es dem Körper nicht allzu viel aus, wenn die Nahrung von der Leber ohne Umwege in den Zwölffingerdarm gelangt, doch der Betroffene sollte sich trotzdem schonen, indem er der Leber nicht zuviel zumutet. Darüber hinaus kann es dem verbleibenden Organ durchaus helfen, wenn regelmäßig Honig zugeführt wird, denn er unterstützt die Leberfunktion.

Die Symptome einer Gallenstörung lassen sich natürlich behandeln. Und es gibt reichlich Anzeichen: Verdauungsstörungen (Verstopfung oder Durchfall), Völlegefühl, Appetitlosigkeit, Blähungen, belegte Zunge und sogar übler Mundgeruch können auf Störungen in diesem Bereich hinweisen:

Honigtees

Je 5 Gramm Alant, Artischocke, große Klette, Tausendgüldenkraut, Löwenzahn, Wasserdost, Wermut und Schafgarbe mit einem halben Teelöffel Pollen und 2 Litern kochendem Wasser übergießen, zehn Minuten kochen lassen und tassenweise (immer eine halbe Stunde vor den Mahlzeiten) auf Trinkwärme abkühlen, dann mit Honig in beliebiger Menge vermischen. Dieser Tee sollte auch noch etwa 14 Tage lang weitergetrunken werden, wenn die Beschwerden nachlassen. Pur lassen sich auch folgende Kräuter zu Tee verarbeiten (drei Tassen täglich vor den Mahlzeiten, 20 Gramm auf 1 Liter kochendes Wasser, zehn Minuten ziehen, dann abkühlen lassen, mit Honig – je mehr, desto besser – abschmecken): Eisenkraut, Schöllkraut, Löwenzahnwurzel, Kalmuswurzel.

Spezial-Saft

Eine Mischung aus 100 Millilitern Aloe-vera-Saft und derselben Menge Weizengrassaft, gesüßt mit Lavendelhonig wird täglich getrunken. Wirkt vorbeugend.

Gelée Royale & Propolis

Gelée Royale (1 Gramm) und Propolis (10 Tropfen) sollten nach einer Kolik zur Stärkung täglich eingenommen werden.

Gastritis, siehe Magenschleimhautentzündung

Gelbsucht

Hohe Konzentrationen von Gallenfarbstoffen im Blut führen zu einer Gelbfärbung der Augenbindehaut, oft auch der Schleimhäute oder gar des ganzen Körpers. Gelbsucht ist keine eigene Krankheit, sondern ein Hinweis auf eine Störung der Leberfunktion, die meist auf einer anderen Erkrankung beruht. Weitere Symptome: Der Urin wird sehr dunkel, der Stuhl verfärbt sich gelblich-lehmig, Fieber, Erbrechen, Durchfall oder Verstopfung, manchmal Juckreiz sind weitere Symptome:

Honigtee
Je 5 Gramm Betonien- und Erdbeerblätter, blaue Anemone, Katzenschwanz, Tausendgüldenkraut werden mit 2 Litern kochendem Wasser übergossen, zehn Minuten ziehen, dann abkühlen lassen, mit 4 Gramm Gelée Royale und tassenweise mit Honig – je mehr, desto besser – abschmecken (drei Tassen täglich vor den Mahlzeiten). Dieser Tee kann zusätzlich zur ärztlichen Behandlung angewendet und mindestens sechs Wochen lang getrunken werden.

Gelenk-, Sehnen- und Muskelerkrankungen

Mit der schützenden Knorpelmasse in den Gelenken verhält es sich ähnlich wie mit der Hornproduktion (Nägel und Haar). Die Regeneration wird mit dem Alter langsamer, die permanente Abnutzung zeitigt Wirkung. Dabei spielt aber auch eventuelles Übergewicht eine deutliche Rolle. Das kann den Verschleiß nämlich deutlich beschleunigen. Die Knie sind ein Leben lang am stärksten belastet. Hier beginnen die Gelenke meist zuerst zu schmerzen. Dann soll man aber nicht ängstlich aufhören, sich zu bewegen, man muß nur richtig dosieren: Also durchaus bis an eine Schmerzgrenze herangehen, diese jedoch nicht überschreiten. Eben Sport treiben, aber Leistungssport vermeiden. Überlegen, was den Gelenken guttut (Radfahren, Schwimmen) und was ihnen eher schadet (Tennisspielen, Jogging):

Umschlag
Auf schmerzende Stellen kann Honig pur aufgetragen werden. Legen Sie dann ein Mulltuch um und umwickeln das Ganze mit einem Handtuch oder einer Decke.

Honig pur
In allen Honigtauhonigen (Fichte, Tanne, Wald, Blüten), die in der Farbe dunkel und in der Konsistenz zähflüssig sind, steckt extrem viel Kalzium, das bei Störungen im Bewegungsapparat besonders gebraucht wird. In 100 Gramm dieser Sorten finden sich 25 Milligramm Kalzium, 12 Gramm decken den Tagesbedarf eines Erwachsenen. Also

sollten täglich etwa drei Eßlöffel dieser Honige gegessen werden.

Gerstenkorn

Es handelt sich um eine Abszeßbildung im Bereich der Lidranddrüsen mit Lidschwellung und Ödem der Bindehaut. Manchmal kann man durch Umschläge (Rezepte folgen) die Sache beenden. Doch wenn Sie zu lange schon daran herumdoktern oder die Gerstenkörner nach einer Weile immer wieder zurückkehren, sollten Sie sich an einen Augenarzt wenden. Er wird dann das Gerstenkorn eventuell aufstechen, kortisonhaltige Salben verschreiben und den Bindehautsack desinfizieren. Danach sollten die Beschwerden für einen längeren Zeitraum verschwinden. Seine entzündungshemmende Wirkung machen Honig zu einem sehr guten Hilfsmittel gegen diese Art von Augenerkrankung:

Kompressen
Einen halben Teelöffel Kamillenblüten oder Augentrost in $1/4$ Liter kochendes Wasser geben, aufwallen und dann zehn Minuten ziehen lassen. Filtern, abkühlen lassen und dann mit einem Teelöffel Honig verrühren. Als Kompresse können Sie einen Waschlappen, Kosmetikpads oder Wattebäusche mit der Flüssigkeit tränken, kurz auspressen und dann etwa zehn bis 20 Minuten auf die geschlossenen Augen legen. Für die Kamillenblütenkompresse kann auch Milch statt des Wassers verwendet werden.

Achtung, ohne Filtrierung droht Gefahr. Alle Spülungen, Tinkturen usw., die im Augenbereich eingesetzt werden sollen, müssen vor der Anwendung feinst filtriert werden (z. B. mit einem Kaffeefilter). Sonst könnten z. B. Reste von Kamillenblüten oder andere Rohstoffe zu schweren Entzündungen führen.

Gicht

Gicht ist eine Wohlstandskrankheit, die beispielsweise in den Hungerjahren nach dem Krieg kaum auftrat. Den Anfang macht immer ein Anstieg des Harnsäurespiegels. Die Ursache dieses Ansteigens liegt einerseits in der Ernährung (zu viele Eiweißstoffe), andererseits ist sie erblich bedingt. Kristalline Ablagerungen von Salzen (auch in Nieren und Bindegewebe) verursachen dann Schwellungen und Schmerzen in den Gelenken. Der Stoffwechsel gerät aus dem Gleichgewicht. Jeder Ernährungswissenschaftler weiß, daß Gicht auch sehr viel mit dem Puringehalt von Lebensmitteln zu tun hat. Und Purinbomben sind Alkoholika, Innereien, fettes Fleisch, Ölsardinen, Sprotten und Sardellen. Bei jeder Stelle, die sich mit Ernährungsberatung beschäftigt, wie Apotheken oder Krankenkassen, erhalten Sie eine schwarze Liste mit Nahrungsmitteln, die viel Eiweiße (Harnsäure) bzw. Purinkörner enthalten und die Sie bei einer Stoffwechselstörung meiden, jeder andere sparsam einsetzen sollte.

Apitherapie

In Osteuropa ist es durchaus gebräuchlich, in Deutschland noch sehr ungewöhnlich: die Therapie mit Injektionen echten Bienengifts. Das soll den Körper zur Ausschüttung eigener Kortisone reizen, die dann gegen die eigentliche Krankheit wirken. Gehört unbedingt in die Hände eines erfahrenen Therapeuten (Arztes oder Heilpraktikers):

Honigtee

1 Liter Wasser zum Kochen bringen, dann darin 40 Gramm Artischockenblätter zwei Minuten lang leicht kochen lassen, die Flüssigkeit abseihen, jede Tasse (vor jeder Mahlzeit eine trinken) einzeln abkühlen lassen, dann mit zwei Teelöffeln Honig süßen. Der regt den Stoffwechsel an, was auch bei Krankheiten des rheumatischen Formenkreises wie Gicht sinnvoll ist.

Auflage

Schmerzende Bereiche können folgendermaßen behandelt werden: Man reibt Beinwellwurzeln (je nach gebrauchter Menge), fügt heißes Wasser, einige Tropfen Olivenöl und einen Tee- bis Eßlöffel Honig hinzu. Die Konsistenz sollte nicht zu dünn geraten, sondern breiartig bleiben. Die Masse wird auf ein Leinentuch gegeben, auf den schmerzenden Bereich gelegt und mit Mull verbunden. Möglichst über Nacht einwirken lassen. Kann – wenn die Beschwerden dann nicht abklingen – am nächsten Abend wiederholt werden.

Grippaler Infekt

Am besten schon bei den ersten Anzeichen einer Grippe – egal, ob Übelkeit, Gliederschmerzen, Durchfall, Husten oder Schnupfen – mit Honig und seinen Nebenprodukten zum Gegenschlag ausholen. Eine volle Dosis Vitamin C, die außerdem in dem antibiotischen Naturheilmittel enthalten ist, hilft, die Virusgrippe niederzuringen. In Untersuchungen hat der Honig auch seine Wirksamkeit sogar gegen besonders aggressive Viren bewiesen. Wenn bisher nur ein Familienmitglied oder Betriebskollege betroffen ist, sollten die anderen sofort mit einer prophylaktischen Behandlung beginnen, um sich gegen de Viren zu schützen. Der Honig wird innerlich angewendet:

Kamille-Honig-Saft

Aus 1 Liter nicht mehr kochendem Wasser und zwei Eßlöffeln Kamillenblüten (zehn Minuten ziehen lassen) wird ein Tee gebrüht, abgeseiht und abgekühlt auf Trinkwärme. Dann fügen Sie den Saft einer Zitrone, einer Orange oder Grapefruit und zwischen 100 und 150 Gramm Honig hinzu. Ein Hallo-Wach-Mix fürs Immunsystem.

Pollen oder Gelée Royale

Die tägliche Einnahme von einem Teelöffel Pollen oder 1 Gramm Gelée Royale sorgt zusätzlich für gute Abwehrkräfte in der Hochsaison für Viren (Herbst bis zum sonnigen Frühjahr).

Honigmilch

Milch (ca. 200 Milliliter für einen Becher) erwärmen (nicht kochen, nicht über 40 Grad!) und ein Eßlöffel Honig pro Becher stimuliert ebenfalls das Immunsystem.

Gurgeln und Trinken

Salbei (20 Gramm Kräuter auf 1 Liter kochendes Wasser, zehn Minuten ziehen lassen, dann auf Trinkwärme abkühlen, mit Honig süßen) oder Zitrone (Saft einer ganzen Frucht auf $^1/_4$ Liter warmes Wasser, mit zwei Teelöffeln Honig süßen) helfen sowohl beim Gurgeln gegen Halsschmerzen, als auch dem Immunsystem, wenn man sie trinkt.

Fängt das Niesen und Schnupfen schon an, sind folgende Maßnahmen sinnvoll:

Honigtees

Fenchelsamen, Holunderblüten, Lindenblüten, Huflattich, Kamille oder Pfefferminze (20 Gramm Kräuter auf 1 Liter kochendes Wasser, zehn Minuten ziehen lassen, dann auf Trinkwärme abkühlen) mit pro Tasse einem Teelöffel Lindenblütenhonig unterstützen das Immunsystem und bekämpfen die Symptome.

Ysopsirup

20 Gramm Ysopblätter in 250 Milliliter Wasser eine Viertelstunde lang durchkochen, durchseihen, die Blätter dabei noch mal gut auspressen, dann abkühlen lassen. Mit 100 Gramm Honig vermischen und teelöffelweise über den Tag und die Nacht verteilt einnehmen.

Feuerhonig

Galoppiert die Grippe richtig los, gibt es noch ein recht scharfes Rezept. Dazu werden frisch geriebener Meerrettich und Honig in gleicher Menge miteinander verrührt. Alle zwei bis drei Stunden sollte ein Teelöffel dieses Honigs eingenommen werden.

Opas Hausrezept

Zwei große Zwiebeln werden in Scheiben geschnitten und dann in $^1/_2$ Liter Wasser eine Viertelstunde lang durchgekocht. Währenddessen wird ein Becher Fencheltee (zwei Teelöffel Samen auf etwa 200 Milliliter Wasser) aufgebrüht. Der Zwiebelsaft wird durchgeseiht und mit dem Fencheltee vermischt. Dann abkühlen lassen (muß lauwarm sein) und mit reichlich Honig verrühren (Geschmackssache – je mehr, desto besser).

Honiggrog

Wer abends bibbernd vor Kälte nach Hause kommt und vor sich hin schnieft, kann ja auch mal seinen Grog (Rum mit heißem Wasser aufgegossen) nach dem Abkühlen (Trinkwärme) statt mit Zucker mit Honig süßen.

Gürtelrose

Nervenentzündung, die von Varicella-Zoster-Viren im Rückenmark ausgelöst wird und dann von dort aus Nervenbahnen befällt (keineswegs nur auf Gürtelhöhe, sondern überall – am und im Körper – möglich). Die Schmerzen und Hauterscheinungen (Bläschen und Blasen, starke Rötungen entlang der entzündeten Nerven) sind meistens einseitig und recht schmerzhaft:

Honigtee
Brennesseltee mit Honig entwässert, lindert die Entzündung. Honig unterstützt diesen Prozeß, hilft besonders durch seine Inhaltsstoffe (B-Vitamine und Enzyme) die Infektion in den Griff zu bekommen.

Umschlag
Frische, dünn geschnittene Kartoffeln und Huflattichblätter werden mit einigen Tropfen Propolis angemischt und auf die betroffenen Körperstellen gelegt.

Haarausfall, -schäden

In diesem Fall sprechen wir nicht von der normalen Menge Haare, die jeder Mensch täglich verliert (können um die hundert Stück sein), sondern von krankhaftem Haarausfall. Dabei handelt es sich nicht allein um den Verlust des Haupthaares, oft sind auch die anderen Körperbehaarungen betroffen. Krankheiten, bzw. Behandlungen, die solchen Haarausfall mit sich bringen, sind: Morbus Basedow, Tuberkulose, Vergiftungen (z. B. mit Quecksilber oder Arsen), Chemo- und Strahlentherapie in der Krebsbehandlung. Aber auch plötzliche Veränderungen des Hormonspiegels werden dafür verantwortlich gemacht. Dem Geheimnis selbst ist man nach wie vor nicht ganz auf die Spur gekommen. Honig und seine Nebenprodukte können diese Erscheinung natürlich auch nicht heilen. Aber ihre wertvollen Inhaltsstoffe stärken das Immunsystem, helfen Mangelerscheinungen (Vitamin- und Mineralstoffbedarf) zu mindern:

Pollen oder Gelée Royale
Die tägliche Einnahme von einem Teelöffel Pollen oder 1 Gramm Gelée Royale ist empfehlenswert.

Haaröl
Versuchen Sie es mal mit folgendem Rezept: 10 Milliliter Weizenkeimöl werden mit 5 Gramm Kapuzinerkresse, 12 Gramm Klette, 10 Millilitern Aloe-vera-Frischzellenextrakt und 5 Tropfen Propolis vermischt.

Halsschmerzen, siehe Angina (Mandelentzündung)

Hände, aufgesprungene

Auch die Hersteller käuflicher Handcremes sind inzwischen darauf gekommen, ihren Rezepturen Bienenwachs zuzusetzen. Das klebt nicht, versieht die Hände aber mit einer Schutzschicht, die auch mal ein Händewaschen übersteht, ohne daß man ständig nachcremen muß. Es gibt aber noch andere Möglichkeiten, die guten Eigenschaften des Honigs zum Einsatz zu bringen:

Honigsalbe

10 Gramm Ringelblumentinktur mit 100 Gramm zimmerwarmem Schweineschmalz und einem Eßlöffel warmem (nicht über 40 Grad erhitzen!) Honig vermengen. Besonders wirkungsvoll ist diese Salbe, wenn sie Zeit bekommt, einzuwirken (z. B. über Nacht). Die heilenden, entzündungshemmenden und desinfizierenden Eigenschaften, sowohl vom Honig als auch von der Ringelblume, gehen in dieser Salbe eine hervorragende Verbindung ein.

Lotionen

Immer zu gleichen Teilen gemischt sind auch diese Heilmittel (50 Prozent Honig, 50 Prozent anderer Stoff) eine große Hilfe: Kamillenextrakt, Rosenwasser, Borax und Mandelöl.

Hämorrhoiden

Männer haben mit Hämorrhoiden, also krampfaderartig erweiterten Venen in den Analwänden, mehr Probleme als Frauen. Es gibt unzählige Medikamente dagegen, doch sie schaffen das Problem selten aus der Welt. Oft bleibt nur der Gang zum Chirurgen und eine Operation. Doch zuvor sollten Sie unbedingt noch einen Versuch mit dem Honig und seinen Helfern unternehmen:

Honigsalbe

Schnell und schmerzlindernd wirkt folgendes einfaches Rezept: Eine Handvoll Petersilie oder Holunderblüten werden mit Honig vermischt. Kleine Portionen davon direkt auf die schmerzende Stelle auftragen.

Sitzbadkur
Vierzehn Tage lang sollte man sich allabendlich in ein Bad mit folgendem Zusatz setzen: Heublumen (mit kochendem Wasser übergießen, mindestens zehn Minuten ziehen lassen, abseihen und dem Bad zufügen) und jeweils 30 Tropfen Propolis. Es soll schon Fälle gegeben haben, in denen nach dieser Kur die Hämorrhoiden gänzlich verschwunden waren.

Harnwegsinfektionen, siehe Blasenkatarrh

Hautkrankheiten

Unter den Begriff Hautentzündungen (Dermatitis) fallen alle entzündlichen Hautirritationen, ob allergischen oder anderen Ursprungs. Nur ein Allergietest oder eine Untersuchung bei einem Hautarzt kann Ihnen Klarheit über den Ursprung Ihrer Hautkrankheit verschaffen. Gegen die Symptome hilft, beim Waschen keine Seife, sondern ein Syndet zu verwenden und Honig.

Wie man welchen Hauttyp am besten pflegt, verraten wir Ihnen in »Honigrezepturen für die Körperpflege« auf Seite 172.

Hefepilzinfektionen, siehe Pilzinfektionen

Heiserkeit, siehe Angina (Mandelentzündung)

Herpes

Lippen- oder Fieberbläschen wird der Herpes simplex genannt, in manchen Regionen auch »Rosine«. In jedem Falle handelt es sich um eine Ansammlung kleiner Bläschen, die im Entstehen schmerzhaft, später rot, wäßrig gefüllt und sehr ansteckend sind. Deshalb ist es besonders zu empfehlen, den puren Honig nur mit dem Wattestäbchen aufzutragen. Wie bei den herkömmlichen Mitteln gilt auch hier: Je früher die Bläschen bekämpft werden, desto schneller verschwinden sie auch wieder.

Herzprobleme

Eines steht fest: Das Herz ist so etwas wie der Motor unseres Körpers. Stimmt mit ihm etwas nicht, muß sofort ein Therapeut (Arzt oder Heilpraktiker) zu Rate gezogen werden. Denn wenn dieser Motor ausfällt, bedeutet das den Tod des Betroffenen.
Vorbeugend können aber Honig und die schon erwähnten Nebenprodukte einiges tun:

Pollen oder Gelée Royale
Die tägliche Einnahme von einem Teelöffel Pollen oder 1 Gramm Gelée Royale ist empfehlenswert.

Honigwasser
Ein Glas warmes Wasser oder Kamillenblütentee mit Honig gemischt zum Frühstück getrunken, beruhigt Herzrasen, stärkt das Herz allgemein und regt es zur Normalfunktion an.

Honig pur
Täglich einen Eßlöffel Honig pur zu lutschen, ist auch eine gute Prophylaxe.

Heuschnupfen

Was genau Ihre Augen zum Jucken und Weinen, Ihre Nase zum Laufen bringt, kann am besten ein Allergietest beim Hautarzt oder Allergologen erweisen. Einen Hinweis bietet aber auch nachstehende Tabelle, die Auskunft über den Pollenflug verschiedener Pflanzen gibt. Und damit übrigens auch Aufschluß über die Aktivitäten von Bienen mit verschiedenen Ernteerträgen.
Blütenstäube lösen den Heuschnupfen aus. Deshalb gehen manche Therapeuten davon aus, daß man den Teufel mit dem Beelzebub austreiben kann: Die tägliche Einnahme eines Teelöffels Multipollen (in Kapseln), möglichst aus der eigenen Umgebung, weil damit die Wahrscheinlichkeit steigt, das eigene Allergen zu treffen, soll den Körper gegen

DAS JAHR IN MONATEN

Pflanze	J	F	M	A	M	J	J	A	S	O	N	D
Birke				■	■							
Brennessel				■	■	■	■	■	■	■		
Buche				■	■							
Eiche				■	■							
Erle		■	■									
Esche			■	■								
Flieder					■	■						
Gänsefuß							■	■	■	■		
Gerste						■	■	■				
Goldrute							■	■	■	■		
Hafer						■	■	■	■			
Haselnuß		■	■									
Holunder					■	■						
Hopfen						■	■	■				
Jasmin						■	■	■				
Knäuelgras					■	■	■	■	■			
Lieschgras					■	■	■	■	■			
Linde						■	■	■				
Löwenzahn					■	■	■	■	■			
Pappel			■	■	■							
Raps				■	■	■						

DAS JAHR IN MONATEN												
Pflanze	J	F	M	A	M	J	J	A	S	O	N	D
Robinie					■	■						
Roggen					■	■	■	■				
Ulme			■	■	■							
Weide			■	■	■							

den Heuschnupfen desensibilisieren. Dabei ist aber entscheidend, daß die Therapie gestartet wird, bevor der eigene Heuschnupfen einsetzt. Ob es funktioniert oder nicht, werden Sie sehr schnell bemerken: Reagiert Ihr Körper auf die Polleneinnahme mit Heuschnupfen (24 bis 36 Stunden), ziehen Sie die Behandlung durch. Es schadet Ihrem Körper überhaupt nicht, mehrere Jahre lang täglich Pollen einzunehmen, im Gegenteil. Und wenn Sie Glück haben, sind Sie den Heuschnupfen schon in der ersten Saison los:

Waben

Im akuten Stadium kann das tägliche Kauen kleiner Stückchen der ganzen Wabe hilfreich sein. Eventuell geben Sie vor dem Kauen noch ein paar Tropfen Propolis auf die Wabe. Das intensiviert die Wirkung.

Husten

Besonders nachts hilft Honig Menschen, die unter Husten leiden. Denn Honig entkrampft, lindert den Hustenreiz und wirkt entzündungshemmend, wodurch eine Bronchitis im Keim erstickt werden kann. Wer hustet, sollte auch dafür sorgen, daß er in der Heizperiode ausreichend Feuchtigkeit in der Luft hat (Wasserschüsselchen auf die Heizkörper stellen). Und darüber hinaus sehr viel trinken:

Honigtees
Dafür kommt zum Beispiel Kamillentee in Frage. Dafür wird ein Eßlöffel Kamillenblüten mit einer großen Tasse kochendem Wasser überbrüht und nach zehn Minuten Ziehen abgeseiht (zwei- bis sechsmal täglich trinken). Nach dem Abkühlen wird mit einem Teelöffel Honig pro Tasse gesüßt. Weitere mögliche Teesorten (20 Gramm Kräuter auf 1 Liter kochendes Wasser, zehn Minuten ziehen lassen) gegen Husten: Anissamen, Lungenkraut, Johanniskraut, Thymian, Huflattich, Kamillenblüten, Fenchelsamen und Spitzwegerich. Im Tee immer Honig verwenden.

Teemischungen
Gerade gemeinsam können Heilkräuter und Honig eine tolle Wirkung entfalten. Versuchen Sie es doch mal mit unserer Mischung Nr. 1: 10 Gramm Thymian, 10 Gramm Brennessel, 10 Gramm Eisenkraut, 10 Gramm Quendel und 10 Gramm Salbei. Oder Mischung Nr. 2: 10 Gramm Königskerze, 10 Gramm Huflattichblätter, 10 Gramm Eibischkraut, 10 Gramm Eibischwurzel und 10 Gramm

Süßholz. Letzte Wahlmöglichkeit ist die Mischung Nr. 3: 10 Gramm Schlüsselblumenwurzel, 10 Gramm Spitzwegerichblätter, 10 Gramm Stockrosenblüten, 10 Gramm Wollkraut und 10 Gramm Kamille. Sie vermischen die Zutaten und gießen dann immer einen Teelöffel pro Tasse auf. Nach dem Abkühlen mindestens einen Teelöffel Honig hinzufügen.

Honig-Zitronen-Gel
Jeweils einen Teelöffel Honig, frischen Zitronensaft und Glyzerin mischen und davon bei Bedarf einen Teelöffel einnehmen. Dieses Gel wirkt husten- und schleimlösend.

Honigmilch
Natürlich bringt es auch schon warme Milch mit Honig. Aber noch intensiver wirkt dieses Rezept: Drei Teelöffel Fenchelsamen mit $1/4$ Liter Milch aufkochen, abseihen, abkühlen lassen und dann einen Eßlöffel Honig hinzufügen. In kleinen Schlucken trinken.

Achtung: Dieses Rezept sollte bei Keuchhusten nicht angewendet werden, da es die Atemwege zusätzlich verschleimt und deshalb in diesem Spezialfall nicht gut wäre.

Vitaminbombe
Flieder- oder Holunderbeersaft mit einem Tee- oder Eßlöffel Honig gesüßt ist eine hochgradige Vitamin-C-Bombe. Das puscht das Immunsystem und zusätzlich wirkt der Honig antibiotisch und beruhigend.

Ischias

Schmerzlindernd, entzündungshemmend und heilend wirkt Honig auch bei schmerzhaften Erkrankungen wie Ischias. Der Rücken sollte im Anfall sehr warm gehalten werden (Heizkissen, Rotlicht oder ein warmes Bad, wenn Sie noch in die Wanne kommen). Alle ruckartigen Bewegungen (auch nicht mit einem Bein aus dem Bett federn) sollten vermieden werden, denn damit könnten Sie die Sache unnötig verschlimmern. Wenn Sie beispielsweise nicht aus dem Bett kommen, sollten Sie sich vorsichtig auf die Seite rollen und den Körper dann mit Hilfe der Arme vorsichtig über die Bettkante und dann in eine sitzende Position gleiten lassen. Dabei kommt man sich zwar schon mit dreißig vor, als sei man hundert Jahre alt, aber das darf Sie nicht kümmern:

Umschlag

Auf schmerzende Stellen kann Honig pur aufgetragen werden. Legen Sie ein Mulltuch um und umwickeln Sie das Ganze mit einem Handtuch oder einer Decke.

Honig pur

In allen Honigtauhonigen (Fichte, Tanne, Wald, Blüten), in der Farbe dunkel und in der Konsistenz zähflüssig, steckt extrem viel Kalzium, das bei Störungen im Bewegungsapparat besonders gebraucht wird. In 100 Gramm dieser Sorten finden sich 25 Milligramm Kalzium, 12 Gramm decken den Tagesbedarf eines Erwachsenen. Also sollten täglich etwa drei Eßlöffel dieser Honige gegessen werden.

Apitherapie

Es handelt sich um die Therapie mit Injektionen echten Bienengifts. Das soll den Körper zur Ausschüttung eigener Kortisone reizen, die dann gegen die Beschwerden wirken. Gehört unbedingt in die Hände eines erfahrenen Therapeuten (Arzt oder Heilpraktiker).

Auflage

Der Schmerzbereich kann folgendermaßen behandelt werden: Man reibt Beinwellwurzeln (je nach gebrauchter Menge), fügt heißes Wasser, einige Tropfen Olivenöl und einen Tee- bis Eßlöffel Honig hinzu. Die Konsistenz sollte nicht zu dünn geraten, sondern breiartig bleiben. Die Masse wird auf ein Leinentuch gegeben, auf den schmerzenden Bereich gelegt und mit Mull verbunden. Möglichst über Nacht einwirken lassen. Sollten die Beschwerden dann nicht abklingen, am nächsten Abend wiederholen.

Kater

In einem Gesundheitsbuch hat so etwas eigentlich nichts zu suchen. Doch die Volksmedizin predigt weniger, als daß sie auch die Folgen einer ungesunden Verhaltensweise heilt. Also: Sogar nach Alkoholmißbrauch ist Honig für den Kater am nächsten Morgen ein sinnvoller Helfer. Er spendet Energie, baut den Mineralstoffhaushalt auf und ist darüber hinaus ein guter Schutz für die Leber (siehe Leberleiden). Folgende Rezepte sind wohl älter als unsere Großeltern:

Saft
Noch in der Nacht des Alkoholgenusses wird eine halbe Tasse frischgepreßter Orangen- oder Grapefruitsaft mit einer halben Tasse Honig vermischt und langsam getrunken. Soll den Alkoholspiegel senken.

Schwarzer Honigtrank
Gegen die Kopfschmerzen kann folgendes Rezept etwas ausrichten: Eine Tasse starker schwarzer Kaffee wird auf Trinkwärme heruntergekühlt und dann mit dem Saft einer halben Zitrone und einem bis zwei Teelöffeln Honig gewürzt. Schmeckt scheußlich, wirkt aber ausgezeichnet gegen verengte Blutgefäße im Nackenbereich (häufigste Ursache für Kopfschmerzen).

Portweinhonig
Wenn es Sie mal richtig böse erwischt hat, können Sie es auch mit diesem nahrhaften Rezept probieren: Ein Likörglas Portwein wird mit einem Eigelb, zwei Eßlöffeln Honig und einem Eßlöffel Sahne vermischt und flott getrunken.

Kehlkopfentzündung

Wenn es nicht die Mandeln sind und die Stimme trotzdem rauh wird, können Kehlkopf und Stimmbänder entzündet sein. Damit das nicht chronisch wird, sollten Sie schnellstens zum Arzt gehen. Vorher aber können Sie schon mit einer natürlichen Honigtherapie beginnen, die in keinem Fall schadet:

Stimmengel

Besonders, wenn Überanstrengung der Stimmbänder zur Kehlkopfentzündung führte (klassisch: bei Opernsängern oder Marktschreiern), kann dieses Rezept helfen: Eine Ingwerwurzel fein reiben. 50 Gramm der Wurzel mit $^1/_2$ Liter Wasser sämig kochen und durchseihen. Dann abkühlen lassen und zwei Eßlöffel Honig hinzufügen. Mehrmals täglich davon trinken.

Saurer Honig

Wer den Geschmack von Ingwer nicht mag, probiert besser diese Mischung aus: Zwei Eßlöffel Honig werden mit derselben Menge Glyzerin und einem Eßlöffel frischem Zitronensaft verquirlt. Auch davon werden mehrmals täglich kleine Portionen getrunken. Unter Umständen sind die Beschwerden dann in wenigen Tagen beseitigt.

Kopfschmerzen

Die meisten Kopfschmerzen, unter denen viele Menschen heute leiden, sind in Streß und psychischem Unwohlsein begründet. Es sind sogenannte Spannungskopfschmerzen, die die Patienten so beschreiben: »Als drücke einem jemand die Adern im Nacken zu.« Oder: »Als würde der Kopf in einen Schraubstock gezwängt.« Jährlich haben 88 Prozent aller Frauen und 69 Prozent der Männer unter diesen Schmerzen zu leiden. Tatsächlich resultieren sie meistens aus einer totalen Verspannung des Nackens und ziehen sich über den Hinterkopf bis nach vorn zur Stirn. Viele Betroffene geben zu, daß die Schmerzen meist über Nacht verschwinden. Statt zu Schmerzmitteln zu greifen, setzen Sie doch mal auf Schlaf und Entspannung. Dabei kann Honig ganz entscheidend helfen:

Honigtees
Aus Baldrian, Johanniskraut oder Tausendgüldenkraut wird ein Tee (20 Gramm Kräuter auf 1 Liter kochendes Wasser, zehn Minuten ziehen lassen) gebrüht, dann abgekühlt auf Trinkwärme und mit möglichst viel Honig gesüßt. Probieren Sie vielleicht auch mal diese Mischung: Ein Eßlöffel Gänseblümchenblüten und -blätter, ein Eßlöffel Ehrenpreis, ein Teelöffel Bitterkraut und 15 Gramm Angelikawurzel werden mit $1/2$ Liter kochendem Wasser überbrüht, dann wie üblich behandelt. Diese Tees sollten ungefähr eine halbe Stunde vor dem Zubettgehen getrunken werden.

Saft
Ein Glas Melissensaft wird mit einem Teelöffel Honig gesüßt. Alle diese Behandlungen helfen auf sanfte Art in den Schlaf, entspannen. Am nächsten Morgen sollte das Kopfweh verraucht sein.

Krampfadern

Sind keine weiteren Beschwerden damit verbunden, können Frauen (Männer haben damit weit seltener zu tun) Krampfadern mehr als ein kosmetisches Problem ansehen. Wenn Krampfadern sich aber nach einer Weile deutlich unter der Haut oder gar darüber abzeichnen, ist es Zeit, etwas dagegen zu unternehmen. Denn Krampfadern sind dann nicht mehr nur lästig, sondern manchmal sogar schmerzhaft (Wadenkrämpfe). Ungefährlich sind sie dann auch nicht länger, weil die Möglichkeit einer Thrombose steigt. Ganz wichtig: Unter keinen Umständen dürfen Sie Krampfadern mit Massagen oder Wärme behandeln:

Jeden Morgen
Hilfreich gegen Krampfadern sind kalte Duschen (immer vom Fuß aufwärts). Niemals sollten solche Stellen massiert oder mit Wechselduschen (Kalt- und Warmwasser) behandelt werden.

Teilbäder
Bevor Sie jetzt annehmen, wir hätten das Thema gewechselt. Das Bad, das wir Ihnen jetzt empfehlen, regt die Durchblutung im ganzen Körper an und hat somit auch helfende Wirkung bei Krampfadern in den Beinen. Dazu werden die Unterarme bis hin zum Ellbogen in folgende Mischung getaucht: 10 Gramm Rosenblütenblätter, 10 Gramm Besenginster, 10 Gramm Weißdorn und 10 Gramm Schafgarbe werden zusammen mit zwei Teelöffeln Honig in lauwarmes Wasser gegeben und gut durchgerührt. Dann die Unterarme abwechselnd insgesamt 15 Minuten lang gebadet.
Diese Therapie sollte immer acht Wochen lang durchgeführt und dann acht Wochen lang ausgesetzt werden.

Propolissalbe
In der Apotheke erhalten Sie diese Creme, die speziell auch bei Krampfadern eingesetzt wird.

Kreislaufstörungen

Symptome wie Kribbeln in den Gliedmaßen, Gleichgewichtsstörungen beim Aufstehen, kalte Hände oder Füße, Müdigkeit, Kopfschmerzen, Schwindel oder Antriebsschwäche können organisch in Durchblutungsstörungen (bis hin zur Arteriosklerose) begründet sein. Es ist aber auch möglich, daß psychische Ursachen den Körper lahmlegen. In allen Fällen kann Honig hilfreich sein. Denn der Traubenzucker geht sofort ins Blut, bringt neue Energie und hebt den Blutzuckerspiegel:

Honig pur
Vier Wochen lang morgens nüchtern und abends vor dem Zubettgehen einen Eßlöffel Honig lutschen.

Pollen
Honig und Pollen werden zu gleichen Teilen miteinander vermischt und dreimal täglich teelöffelweise eingenommen.

Blutdruck-Pusch
Hängt die Kreislaufschwäche mit niedrigem Blutdruck zusammen, kann ein Hirtentäscheltee (20 Gramm Kräuter auf 1 Liter kochendes Wasser, zehn Minuten ziehen lassen)

dreimal täglich mit Honig getrunken werden. Es benötigt etwas Geduld, doch dann wirkt der Tee ausgezeichnet.

Gesundheitswein
Weinliebhaber sollten vielleicht nicht weiterlesen, denn es klingt schon ein wenig barbarisch, was die Volksmedizin mit einem guten Weißwein macht: Dem Wein werden 100 Gramm frische Salbeiblätter und drei Teelöffel Honig zugesetzt. Dann läßt man die Mischung fünf Tage lang (nicht in die Sonne stellen) ziehen. Danach wird sie sauber gefiltert und in eine wiederverschließbare Flasche gegeben. Bei Bedarf wird davon ein Likörgläschen voll genommen.

Gelée Royale & Propolis
Gelée Royale (1 Gramm) und Propolis (10 Tropfen) sollten täglich eingenommen werden. Beide sind durchblutungsfördernd und bringen dadurch auch den Kreislauf in Schwung.

Leberbeschwerden

Zuviel Alkohol treibt jede Leber »an den Rand der Verzweiflung«. Aber auch zuviel Fett in der Nahrung und ein gestörter Stoffwechsel können die Leber in ihrer Funktion hemmen. Honig ist wie ein Stärkungsmittel für die angegriffene Leber, zum Beispiel nach Feiertagen. Die Therapie sollte mindestens sechs Wochen dauern (bei schweren Störungen sind drei Monate angemessen) und kann durch Tees mit Löwenzahn, Wermutkraut, Wasserdost,

Benediktenkraut, Enzianwurzel und Tausendgüldenkraut unterstützt werden. Gleichzeitig sollte der Ernährung das Fett entzogen werden und der Alkohol im Schrank bleiben:

Der Rocky-Drink
Nicht ganz so eklig wie das, was Sylvester Stallone in dem gleichnamigen Film trank (siehe auch unter Erschöpfung), ist diese Mischung, die sehr hilfreich gegen die Leberverfettung sein soll: Jeden Morgen wird ein Eidotter mit einem Eßlöffel Honig vermischt und eingenommen.

Milch und Honig
In diesem Fall sollte die Milch fettarm gewählt werden, weil Vollmilch für Lebergeschädigte nicht gesund wäre. Wie immer werden 250 Milliliter Milch und zwei Teelöffel Honig trinkwarm zusammengerührt.

Molkedrink
Je 200 Milliliter Kurmolke (Reformhaus, Apotheke) und Aloe-vera-Saft werden mit Honig gesüßt (je mehr, desto gesünder) und täglich (bis zum Abklingen der Beschwerden und/oder Blutwerte) getrunken.

Honigtee
Je 5 Gramm Mariendistel, Salbei, gelbes Labkraut, Algen, Tausendgüldenkraut und Leberanemone mit 2 Litern kochendem Wasser übergießen (10 Minuten ziehen lassen), dann ganz abkühlen lassen und pro Tasse zwei Teelöffel Honig hinzufügen. Diese Teemenge über den ganzen Tag

verteilt trinken. Die Kur sollte mindestens acht Wochen dauern.

Honig pur
Drei Eßlöffel Honig werden vor den Hauptmahlzeiten über den Tag verteilt eingenommen. Einfach auf einen Eßlöffel geben und langsam ablutschen.

Lippen, aufgesprungene

Schmerzlindernd, entzündungshemmend und heilungsfördernd wirkt der Honig auf die angegriffene Haut der Lippen. Morgens und abends die Lippen einpinseln und möglichst nicht sofort ablecken (obwohl das durchaus verlockend ist), sondern lange einwirken lassen:

Lippensalbe
Aus vier Teilen Lanolin und einem Teil Honig wird im warmen Wasserbad eine dicke Creme gerührt, die mehrmals täglich angewendet werden kann.

Magenschleimhautentzündung (Gastritis)

Es fängt mit Sodbrennen, Völlegefühl bei leerem Magen oder Blähungen an und endet mit heftigen Magenschmerzen, Durchfall bis hin zur Magengeschwürbildung: Die Entzündung der Magenschleimhaut gehört zu den häufigen Krankheitssymptomen. Da Gastritis eine nervöse Erscheinung ist, sollten Betroffene auch mal über ihren Alltag nachdenken, beispielsweise Ärger und Streß ausschalten. Wiederholen sich die Anfälle häufig, lassen Sie sich am besten beim Arzt auf Helicobacter pylori untersuchen. Ein Bakterium, das neuerdings für Magen- und Darmgeschwüre verantwortlich gemacht wird. Gehören Sie zu den »Befallenen« (Experten schätzen, daß 30 – 60% der Bevölkerung das Virus unentdeckt in sich tragen oder bereits unter ihm leiden), wird der Arzt Sie mit einer starken Antibiotikumtherapie davon befreien. Die folgenden Therapien können zumindest begleitend angewendet werden:

Teekur
Sechs Wochen lang wird folgender Tee getrunken (täglich bis zu 1 Liter): Je 10 Gramm Wegwarte, Johanniskraut, Enzianwurzel und Wermutblätter auf 1 Liter kochendes Wasser, dann abkühlen lassen, 15 Tropfen Propolis hinzufügen und jede Tasse des trinkwarmen Tees mit reichlich Honig süßen (besänftigt, entkrampft).

Wickel
1 Liter Wasser wird erwärmt, 50 Gramm Honig untergerührt und fünf Eßlöffel Apfelessig hinzugefügt. Für Wickel sind Stoffwindeln sehr geeignet. Diese werden mit dem Honig-Essig-Wasser getränkt, ausgewrungen und dann auf den Bauch (Höhe: Magen) gelegt, mit einem Handtuch und einer Wolldecke umwickelt. Dazu muß man sich natürlich hinlegen und versuchen, sich zu entspannen.

Kümmelextrakt

Auf einen Eßlöffel Honig werden 10 Tropfen Kümmelsaft gegeben, das Ganze vermischt. Von diesem Extrakt kann man vor jeder Mahlzeit einen Löffel nehmen.

Magenschmerzen, siehe Magenschleimhautentzündung

Magersucht

Der Begriff Anorexie wird heute eigentlich nur noch für die psychische Störung junger Menschen, die sich fast zu Tode hungern, angewendet. So eine Magersucht kann aber auch Folge einer schweren Erkrankung sein: z. B. Lungenentzündung, Tuberkulose, Aids und Krebs haben häufig einen gewissen körperlichen Verfall mit starkem Untergewicht zur Folge. Honig ist ein hervorragendes Heilmittel für krankheitsbedingte Magersucht (bei der psychischen Störung wird man um eine Therapie nicht herumkommen), weil er viel Gutes mit sich bringt (siehe Inhaltsstoffe) und gleichzeitig den Appetit anregt:

Power-Brei

1 Liter frische Kurmolke (Apotheke, Reformhaus) wird zusammen mit 250 Gramm Gerstenflocken langsam aufgekocht. Nach dem Abkühlen werden diesem Brei ein Teelöffel Pollen und zwei Eßlöffel Honig zugesetzt. Möglichst einmal täglich essen!

Tee

Kalmuswurzel ist das richtige Mittel, den Appetit zu fördern. Ein gestrichener Teelöffel Kalmus wird über Nacht mit $1/4$ Liter Wasser angesetzt. Morgens kurz aufwärmen und abseihen. Den fertigen Tee mit einem Teelöffel Honig süßen.

Menstruationsbeschwerden

Schmerzhafte und starke Menstruationsbeschwerden können die verschiedensten Ursachen haben. Deshalb sollten mögliche körperliche Befunde (krankhafte Veränderungen an Gebärmutter und Eierstöcken, Wucherungen von Gebärmutterzellen, Drüsenstörungen) erst mal von einem Gynäkologen abgeklärt werden. Andere Ursachen liegen im psychischen Bereich (Streß, Ängste, Partnerschaftskonflikte):

Tee

Im Psychischen ist Johanniskraut ein Heilmittel, das besonders gut eingesetzt werden kann. Denn es entspannt, entkrampft und lindert Schmerzen. Außerdem löst Johanniskraut Ängste, die nicht selten Grund für die Verspannungen sind. Aus diesem Grunde stellen Mediziner wohl immer wieder fest, daß Frauen, die einmal eine schmerzhafte Regel erlebten, fast immer chronisch unter diesen Beschwerden zu leiden beginnen. Johanniskraut ist kein Erste-Hilfe-Mittel, sondern nur für eine Langzeittherapie geeignet, die die Beschwerden dann auch langfristig vertreibt. Zum Süßen des abgekühlten Tees wird entkrampfender, entspannender Honig verwendet.

Honigtees

Bei schweren Blutungen empfehlen wir zusätzlich: Hirtentäschelkraut und Ackerschachtelhalm. Zwei Tage vor der erwarteten Regel wird mit dem Trinken des Tees begonnen. Dazu wird zweimal täglich aus einem Teelöffel Kräuter (zu gleichen Teilen) und einer großen Tasse kochendem Wasser der Heiltee (zehn Minuten ziehen lassen, dann abseihen) gewonnen. Wenn Honig zum Süßen verwendet wird, ergänzt er den Heiltee um Mineralstoffe wie Kalzium und Magnesium, die der weibliche Körper gerade in dieser Zeit benötigt. Frauenmantel oder Majoran (20 Gramm Kräuter auf 1 Liter kochendes Wasser, zehn Minuten ziehen lassen) sind ebenfalls wirksame Kräuter bei Menstruationsbeschwerden.

Migräne

Noch immer gehören die anfallartigen, schweren Kopfschmerzen, die oft mit Erbrechen, Lichtempfindlichkeit und sogar Fehlsichtigkeit bis hin zum Gesichtsfeldausfall einhergehen, zu den nicht endgültig erforschten und unheilbaren Zivilisationskrankheiten:

Tee

Folgende Mischung soll bei von Streß ausgelöster Migräne helfen: 40 Gramm Baldrianwurzel, je 30 Gramm Melissen-

und Heidekrautblüten, je 20 Gramm Kamillenblüten und Odermennig sowie 10 Gramm Hopfenzapfen werden mit 2 Litern kochendem Wasser überbrüht, zehn Minuten ziehen gelassen und dann auf Trinkwärme abgekühlt. Die ganze Menge über den Anfallstag verteilt trinken und jedes Glas mit einem Tee- oder Eßlöffel Honig süßen.

Müdigkeit, siehe Frühjahrsmüdigkeit

Muskelkrämpfe

Nächtliche Wadenkrämpfe, Muskelkater oder leichte Muskelzerrungen werden entweder mit Apfelessig pur eingerieben oder mit einer Kompresse, die vorher mit einem Gemisch aus $1/4$ Liter Apfelessig und zwei Eßlöffeln Honig getränkt wurde, behandelt. Die Einnahme von täglich drei Eßlöffeln Honig pur enthält viele Mineralstoffe, die zu einer verbesserten Belastbarkeit des Muskelapparates führt.

Nagelbettentzündungen

Niednägel, die man ständig anknabbert, können sich entzünden und eine regelrechte Nagelbettentzündung zur Folge haben. Aber auch eine Pilzinfektion oder ständiges Nägelkauen können Ursache für die Eiterbildung rund um den Nagel sein. So eine Entzündung ist nicht ernst, aber schmerzhaft:

Kompresse

Versuchen Sie nicht, den Eiter mechanisch zu entfernen, sondern bedecken Sie den Nagel lieber mit einer warmen Kompresse, die in einer Mischung aus je zwei Eßlöffeln warmem Wasser, Honig und Apfelessig getränkt wurde.

Packung

Mit Hilfe von warmem Wasser werden ein Eßlöffel Honig und drei Eßlöffel Heilerde zu einer dicken Creme verrührt, die dann auf ein Leinenläppchen aufgetragen und um den betroffenen Finger gewickelt wird. Mit Hilfe einer Mullbinde wird ein Verband hergestellt. Sechs bis acht Stunden lang soll diese Packung am entzündeten Finger bleiben. Dann wird der Verband erneuert, bis die Entzündung verschwunden ist.

Nervenentzündungen

Neuralgien können an eine schwerere Krankheit (Diabetes, Gicht) gekoppelt sein oder psychosomatische Gründe haben. So interpretieren beispielsweise einige Psychologen, daß hinter einer Trigeminus-Nerv-Entzündung (grausame Schmerzen an drei Nervensträngen am Kopf) oft das Grundgefühl des Patienten steht, daß ihm »ständig ins Gesicht geschlagen wird«. Wer unter starken Nervenschmerzen leidet, wird leicht zum Schmerzmittelmißbrauch getrieben, weil die meisten Medikamente untauglich sind, diese Schmerzen zu bekämpfen. Was der Körper eigentlich braucht, ist eine Art »Isolierband«, das den Nerv umschließt und beruhigt. Und genau so arbeitet Johanniskraut bei Nervenleiden. Das Heilkraut wirkt direkt auf die Signalübermittlung im Nervensystem und schützt es vor schmerzhaften Überreizungen:

Gelée Royale

Gelée Royale (1 Gramm) soll täglich eingenommen werden. Es wirkt durchblutungsfördernd, entspannend und ausgleichend.

Umschlag

Wenn die Nervenschmerzen nicht gerade auf dem Kopf, sondern an einer Extremität einsetzen, kann man auch mit Wickeln arbeiten. Auf 1 Liter lauwarmes Wasser werden Propolis (40 Tropfen) und drei Eßlöffel essigsaure Tonerde gegeben und vermischt. Man kann aber auch statt der Tonerde echten Lehm und statt des Propolis echten Honig (drei bis vier Eßlöffel) verwenden.

Schwere Probleme, die einer solchen Erkrankung zugrunde liegen, kann kein Honig und kein Kraut lösen. Sie arbeiten nur – und das auch nie kurz-, sondern immer langfristig – am Symptom. Wenn es keine körperlichen Gründe für die Nervenschmerzen gibt, sollten Betroffene unbedingt einen Psychologen oder Psychotherapeuten aufsuchen.

Nervosität

Wenn Nervosität nicht eine kurze, vorübergehende Stimmung an irgendeinem besonderen Tag (erster Arbeitstag, Geburtstag, Prüfung etc.) ist, sondern eher zum Dauerzustand geworden ist, sollte man etwas dagegen unternehmen. Denn die vermehrte Ausschüttung von Streß- und Angsthormonen verändert nachweislich die Blutfettwerte. Gehen diese nach oben, droht die Gefahr von arteriosklerotischen (gefäßverengenden) Veränderungen in den Blutbahnen. Weitere Symptome von Nervosität oder sogar vegetativer Dystonie (Erschöpfungszustand des Nervenkostüms) können sein: Verstopfung, trockener Mund, verspannte Nacken-, Schulter- und Kopfmuskulatur, schweißnasse Füße und Hände sowie Händezittern:

Tee
Die letztgenannten Beschwerden beseitigt Johanniskraut meistens schon binnen weniger Tage. Untersuchungen haben gezeigt, daß diese Wirkung des Johanniskrauts nicht auf einem einzigen Wirkstoff beruht, sondern auf dem Zusammenspiel von Hypericin, Flavonoiden und Gerbstoffen. Der abgekühlte Tee (20 Gramm Kräuter auf 1 Liter kochendes Wasser, zehn Minuten ziehen lassen) wird mit Honig gesüßt.

Honig pur
Die Mischung aus Mineralstoffen, Enzymen, Frucht- und Traubenzucker und B-Vitaminen macht Honig zu einer

regelrechten Nervennahrung. Täglich drei Eßlöffel Bienensaft sind hilfreich.

Milch und Honig

Warme Milch (200 Milliliter) mit Honig (ein Eßlöffel) hilft abends trotz der Nervosität einzuschlafen. Baldrian- und Hopfentee sind dabei auch sehr zu empfehlen.

Nierenleiden

Nieren- und Blasensteine, Nierenbeckenentzündungen, Stoffwechselstörungen oder falsche Ernährungsweisen (viel Salz, wenig Flüssigkeit) können die Funktion der Nieren beeinträchtigen. Bemerkbar macht sich das relativ spät, weil viele Menschen die Tatsache, daß sie bei gleicher Flüssigkeitsaufnahme weniger zur Toilette müssen, kaum bemerken. Kommt es zu akuten Schmerzen bis hin zu Koliken, kann der Honig allein nicht mehr viel ausrichten. Dann ist ein Arztbesuch angesagt. Aber im Vorfeld (z. B. im Rahmen einer Blasenerkrankung, die immer die Gefahr in sich birgt, auf die Nieren durchzuschlagen) oder bei leichten Störungen ist Honig ein ausgezeichnetes Mittel. Besonders in dunklen Honigsorten wurde nämlich der Wirkstoff Arbutin nachgewiesen, der in den Nieren aufgespalten wird und sie quasi von innen desinfiziert. Außerdem wirkt Honig harntreibend, was für die Durchspülung der Nieren (möglichst mehr als 2 Liter Flüssigkeit täglich trinken) geradezu unerläßlich ist:

Teekur

Je 10 Gramm Goldrute, Schießgraswurzel, Knöterich, Katzenschwanz, weiße Taubnessel und Knoblauch werden mit 2 Litern kochendem Wasser aufgegossen, zehn Minuten ziehen gelassen, dann auf Trinkwärme abgekühlt und mit reichlich Honig (dunkle Sorte bevorzugt) gesüßt. Diese 2 Liter sind die Tagesdosis. Kurdauer: mindestens acht Wochen.

Honig pur

Täglich drei Eßlöffel Bienensaft (dunkle Sorte bevorzugt) sind hilfreich.

Milch und Honig

Warme Milch (200 Milliliter) mit Honig (ein Eßlöffel) wirkt entspannend, entzündungshemmend und ist besonders abends vor dem Zubettgehen sehr empfehlenswert.

Pilzinfektionen

Sporen von Schimmelpilzen oder Hefepilzen – mikroskopisch klein – lauern überall: Sie sitzen in Blumentöpfen, im Essen. Und werden zu einer immer größeren Gefahr. Experten schätzen, daß inzwischen etwa jeder zweite Deutsche Pilze zumindest im Darm hat. Überwiegend kommen Hefepilze allerdings auf der Haut vor und auf den Schleimhäuten – auch im Intimbereich und im Mund. Und dann können sie sehr tückisch werden. Wird etwa eine Pilzinfektion nicht ausgeheilt oder kann das Immunsystem die im Körper vorhandenen Pilze nicht in Schach halten, breiten sie sich im ganzen Körper aus, legen lebenswichtige Organe lahm. Es soll hier keine Panik verbreitet werden. Aber eine Zahl gibt doch zu denken: Jährlich sterben in Deutschland etwa 10 000 Menschen an einer Pilzkrankheit! Sogar schon kleine Kinder, die Pilze bei der Geburt von der Mutter über die Genitalschleimhäute mitbekommen haben. Das Fatale: Eine Pilzkrankheit (Mykose) als Todesursache wird meistens erst vom Pathologen festgestellt. Warum? Viele Ärzte erkennen die Symptome nicht, stellen entsprechend die falsche Diagnose und behandeln verkehrt. Das kann man ihnen gar nicht einmal groß zum Vorwurf machen. Denn sind innere Organe wie Herz, Nieren, Lunge von den unheimlichen Pilzen befallen, täuschen sie eine normale Erkrankung des Organs – z. B. eine Nierenentzündung – vor. Entsprechend verschreibt der Arzt dann oft ein Antibiotikum, das die Sache noch verschlimmert, eine Pilzkrankheit oft erst richtig zum Ausbruch kommen läßt. Denn Antibiotika zerstören die natürliche Darmflora, die die Pilze normalerweise in Schach hält. Wird sie zerstört, dringen die Pilze durch die Darmwand ins Blut vor und verbreiten sich im ganzen Körper. Eine Mykose durch zu starke Pilzbesiedelung kann also das Immunsystem schwächen, sagen Experten. Aber: Auch eine normale Pilzbesiedelung des Körpers kann ein gestörtes Immunsystem so durcheinanderbringen, daß es zusammenbricht. Eine Pilzkrankheit an Füßen, im Mund und auf der Kopfhaut ist relativ leicht zu erkennen. Schwieriger ist die Frage, ob sich Pilze im Darm angesiedelt haben. Sicher läßt sich das nur über eine Stuhlprobe, die eingeschickt werden muß, klären. Einen kleinen Test auf Pilze kann jeder selbst machen: Lassen Sie ein Glas mit Ihrem Urin 24 Stunden lang stehen (am besten ein verschließbares Glas, da sonst Geruch entsteht). Entdecken Sie dann gelbliche Brösel darin, sollten Sie sich an einen Arzt oder Heilpraktiker wenden und die Sache näher untersuchen lassen:

Propolis
Propolis (10 Tropfen) sollte täglich eingenommen werden. Sie hat – von der Pariser Universität wissenschaftlich erwiesen – pilztötende Wirkung und wird sogar bei Pilzbefall von Aids-Patienten sowohl innerlich als auch pur äußerlich angewendet. Außerdem lindert Propolis Schmerzen und wirkt auf die betroffenen Hautstellen heilungsfördernd.

Prellungen

Blutungen unterhalb oder innerhalb des Hautgewebes lösen diese blauen Flecke aus. Grund für diese Blutungen sind Gewalt von außen (Prellungen), Verletzungen an Bändern, Sehnen, Muskeln oder Knochen. In erster Linie sollten solche Prellungen zwischen 30 und 45 Minuten lang lokal gekühlt werden. Das kann man entweder mit einem Eisbeutel, der in ein Handtuch eingewickelt wird, oder mit einem Coldpack aus der Apotheke machen:

Umschläge

Es gibt drei wirksame Arten von Auflagen, die man mit Honig machen kann. Zwei Eßlöffel Öl (Oliven- oder Mandelöl) werden mit zwei Eßlöffeln Honig vermischt, als Brei auf ein Leinentuch gegeben, dann mit einem Handtuch umwickelt. Oder zehn Teile Wasser werden mit einem Teil Apfelessig und zwei Teilen Honig gemischt und dann immer kühl auf die betroffene Stelle gelegt. Auch bewährt: 200 Gramm Quark werden mit zwei Eßlöffeln Honig verrührt und dann auch kühl als Auflage angewendet.

Es sind die Enzyme, die auch unter die Haut dringen, und somit helfen, blaue Flecken schneller abzubauen.

Schlafstörungen

Im Stundenrhythmus auf den Wecker zu starren, nachts wie ein Schlafwandler durch die eigene Wohnung zu streifen oder sich stundenlang im Bett hin und her zu wälzen, ist nervig. Nach solchen Nächten fühlt man sich wie zerschlagen, steht den Tag nur mit Schwierigkeiten durch. Verführerisch ist da der Griff zu Schlaftabletten, die zwar erst mal für schlafreiche Nächte sorgen, gleichzeitig aber die Gefahr einer Sucht bergen. Das Gefühl, ohne die Pillen nicht mehr schlafen zu können, sorgt besonders für psychische Abhängigkeit:

Omas Rezept
Die warme Milch (250 Milliliter) mit Honig (mindestens ein Teelöffel) ist in der Tat eine ausgezeichnete Einschlaf-

hilfe. Die Milch kann auch durch warmes Wasser oder Bier ersetzt werden.

Honigbad

Wer schon gar nicht in den Schlaf hineinkommt, kann es mit einem schönen, warmen Honigbad versuchen: Dazu werden 200 Gramm Honig ins fertige Badewasser gerührt. Die Badetemperatur ist um die 38 Grad. Hinterher duschen Sie kurz kalt, frottieren sich ab und begeben sich gleich ins Bett.

Kindertrank

Mit Fenchelmilch verhilft man auch kleinen Unruhestiftern zu schnellem, gesundem Schlaf – ohne alle Nebenwirkungen. Hierfür werden zwei Teelöffel Fenchelsamen in $^1/_4$ Liter Milch aufgekocht, abgeseiht und dann auf etwa 40 Grad heruntergekühlt. Schließlich fügt man einen bis zwei Teelöffel Honig hinzu. Das Ganze wird abends vor dem Zubettgehen getrunken.

Schluckauf

Im Grunde handelt es sich auch beim Schluckauf um einen Muskelkrampf. Und zwar verkrampft sich das Zwerchfell und sorgt durch kurze heftige Zuckungen für eine ungesunde Atmung. Ein unangenehmes Gefühl ist es auf jeden Fall. Daß eine solche Verkrampfung sich zu einem Dauerleiden entwickeln kann, weiß die Geschichte zu berichten. Ein Papst war es, der in seinen letzten Lebensmonaten unter andauerndem Schluckauf litt, ohne daß ihm irgend jemand helfen konnte. Es war Pius XII., der schließlich am 9. Oktober 1958 an einem nie veröffentlichten Leiden verstarb:

Honig pur
Nehmen Sie einen Teelöffel Honig in den Mund und lassen Sie ihn langsam auf der Zunge zergehen. Wenn möglich, halten Sie danach möglichst lange die Luft an, denn dabei drückt die Lunge das Zwerchfell beruhigend herunter.

Schuppenflechte

Die Ursachen dieser noch kaum zu heilenden Hautkrankheit, die meistens chronisch verläuft und die Betroffenen zum Teil durch Auftreten auf sichtbaren Regionen wie im Gesicht oder an den Armen verunstaltet, sind immer noch nicht klar. Die Psyche der Patienten, Umweltschäden oder eine Fehlfunktion eines Hautenzyms könnten Grund für die Schuppenflechte (Psoriasis) sein. Das Symptom, rote Flecken mit silbriger Hautschuppenschicht, kann aber bekämpft werden:

Propolis
Propolis (10 Tropfen) sollte täglich eingenommen und auch direkt auf die betroffenen Stellen aufgebracht werden. Propolis lindert Schmerzen und wirkt auf die erkrankten Hautstellen heilungsfördernd.

Honigbad

Erholsam für die juckende und sehr trockene Haut ist auch ein Bad mit Milch und Honig. Dazu wird 1 Liter Milch erwärmt (nicht über 40 Grad) und etwa 100 Gramm Honig darin aufgelöst. Ins etwa 38 Grad warme Badewasser werden weitere 2 Liter Milch, die Honig-Milch-Mischung und eventuell noch ein Eßlöffel Nachtkerzenöl gegeben. Statt der zusätzlichen Milch können auch 100 Gramm Meersalz dem Wasser zugefügt werden. Nach 20 Minuten in diesem Bad, die Haut bitte nur abtupfen, nicht abrubbeln.

Schwangerschaftsbeschwerden

Ein ebenso einfaches wie verblüffend wirksames Rezept ist das Honigglas mit Löffel am Bett. Frauen, die in den ersten Schwangerschaftsmonaten unter Morgenübelkeit leiden, sollten sich noch vor dem Aufstehen im Bett einen Tee- oder Eßlöffel (je nach Geschmack) Honig gönnen. Das regt den Stoffwechsel und den Kreislauf an, puscht den ganzen Körper mit Energie und läßt die Übelkeit meistens gar nicht erst aufkommen.

Schwindel

Bei Frauen z. B. in den Wechseljahren reagieren Herzfrequenz und/oder Kreislauf oft empfindlich auf die Veränderung im Hormonhaushalt ihres Organismus. Das kann, muß aber nicht, organisch bedingt sein. Ist die Blutzufuhr zum Gehirn reduziert oder erhöht, so reagiert das Gleichgewichtszentrum durch die veränderten Druckverhältnisse mit Schwindelgefühl. Auch eine Abnützung der Halswirbelsäule kann zu solchen Schwindelanfällen führen. Außerdem ist nachgewiesen, daß bestimmte psychologische Situationen (wie unbewußte Schuldgefühle einem Partner gegenüber wegen Vernachlässigung) Schwindel auslösen können. Dabei unterscheidet man Drehschwindel von rechts nach links oder links nach rechts, schwankenden Schwindel oder ein Wegkippen nach oben oder unten, was oft auch von den Augen her ausgelöst sein kann. Auch die Ohren als Ursache müssen vorher medizinisch ausgeschlossen werden, wenn Schwindelgefühl als wechseljahrebedingt behandelt werden soll:

Honig pur
Vier Wochen lang morgens nüchtern und abends vor dem Zubettgehen einen Eßlöffel Honig lutschen.

Pollen
Honig und Pollen werden zu gleichen Teilen miteinander vermischt und dreimal täglich teelöffelweise eingenommen.

Blutdruck-Pusch
Hängen die Schwindelgefühle mit niedrigem Blutdruck zusammen, kann Hirtentäscheltee (20 Gramm Kräuter auf 1 Liter kochendes Wasser, zehn Minuten ziehen lassen) dreimal täglich abgekühlt mit Honig getrunken werden. Es

benötigt etwas Geduld, doch dann wirkt der Tee ausgezeichnet.

Gesundheitswein
Weinliebhaber sollten vielleicht nicht weiterlesen, denn es klingt schon ein wenig barbarisch, was die Volksmedizin mit einem guten Weißwein macht: Dem Wein werden 100 Gramm frische Salbeiblätter und drei Teelöffel Honig zugesetzt. Dann läßt man die Mischung fünf Tage lang (nicht in die Sonne stellen) ziehen. Danach wird sie sauber gefiltert und in eine wiederverschließbare Flasche gegeben. Bei Bedarf wird davon ein Likörgläschen voll genommen.

Gelée Royale & Propolis
Gelée Royale (1 Gramm) und Propolis (10 Tropfen) sollten täglich eingenommen werden. Beide sind durchblutungsfördernd, bringen den Kreislauf in Schwung, stellen Schwindelgefühle ab.

Sonnenbrand

In der Sonne eingeschlafen? Oder beim Strandvolleyball oder an Bord eines Schiffes gar nicht gemerkt, wie sehr die Sonne brannte? Obwohl heute jeder weiß, daß Sonnenbrände für die Haut sehr schädlich sind, passiert es fast jedem mindestens einmal pro Sommer. Erste Bürgerpflicht ist auch beim Sonnenbrand das Kühlen der Haut:

Honig-Öl-Lotion

Ein Rezept, das wie für den Urlaub im Süden erfunden worden zu sein scheint: Sie nehmen zwei Eßlöffel Rotwein, einen Eßlöffel Honig und einen Eßlöffel Olivenöl und mischen alles gut zusammen. Diesen Balsam streichen Sie auf kleine Brandwunden oder sonnenverbrannte Hautflächen und decken sie entweder mit einem frischen (hinterher zu waschendem) T-Shirt oder aber mit Mullverband ab.

Soor

Soor ist eine durch den Pilz Candida albicans ausgelöste Krankheit. Mundsoor zeigt sich als gelblicher bis weißer, rauher Belag auf der Mundschleimhaut, am Gaumen und auf der Zunge, den man abwischen kann. Darunter wird die Haut wund sein, manchmal bluten. Zudem kann der Betroffene einen pickeligen, roten Ausschlag rund um den After entwickeln, der ebenfalls Soor heißt. Er ist leicht mit Windelausschlag zu verwechseln:

Honig pur

Alle betroffenen Stellen sollten mit Honig eingerieben oder aber – im Mundbereich – eingepinselt werden. Der Behandelnde muß dabei gründlich auf Hygiene achten, sich mehrfach die Hände waschen, denn Soor verbreitet sich außerordentlich schnell.

Verbrennungen, siehe Brandwunden

Verletzungen

Der kleine Schnitt beim Salatputzen, der Kratzer vom Toben mit dem Hund, die Abschürfung, die vom Sturz übrigblieb – für alle diese Verletzungen ist Honig die Arznei. Das im Honig enthaltene Antibiotikum bekämpft Keime, verhindert Entzündungen und verhilft zu schneller Heilung:

Honig pur
Alle betroffenen Stellen sollten mit Honig eingerieben, eventuell mit einem leichten Mullverband versehen werden.

Verrenkungen, Verstauchungen

Fast jeder hat schon eine gehabt: Ineinander gedrückte, manchmal verdrehte Gelenke, die beinahe gebrochen wären. Ein heftiger Schmerz wie ein Messerstich. Und hinterher kann man das Handgelenk oder den Fuß gar nicht richtig benutzen. Kühlen ist hier die beste Erstbehandlung. Wickeln Sie in ein Küchenhandtuch ein paar Eiswürfel (Alternative: Cold-Pack aus der Apotheke), und legen Sie es dann auf die betroffene Stelle. Solche Verletzungen sollten übrigens, wenn sie sehr schmerzhaft sind, vorsichtshalber geröntgt werden. Es kann sich doch um einen Bruch handeln. Und wenn der verschleppt wird, schwillt das Gelenk böse an, Fieber kann hinzukommen, und die Schmerzen werden unerträglich:

Kompressen
Aus 100 Gramm Arnikablüten und $1/2$ Liter medizinischem Alkohol wird – nach etwa 14 Tagen in einer geschlossenen Flasche und dem Abseihen – die wirksame Arnika-Tinktur, die ohnehin in jede Hausapotheke gehört (kühlt, wirkt abschwellend, entzündungshemmend und heilend). Ein Teil dieser Tinktur wird dann mit 50 Gramm Honig und zehn Teilen Wasser verrührt. Damit werden Leinentücher getränkt, die immer so lange auf den Schmerzbereich gegeben werden, bis sie erwärmt sind. Dann sollten sie ausgetauscht werden.

Verstopfung

Hierbei ist zu unterscheiden zwischen akuten und chronischen Erscheinungen:

Akute Verstopfung

Im akuten Fall sind auch diese Ursachen möglich: auf Reisen durch Zeitverschiebung, Kostumstellung, anderen Tagesrhythmus, Krankheit mit Bettruhe und damit Bewegungsarmut, ballaststoffarmes Essen, aus Zeitmangel übergangener Stuhldrang, seelisch-nervöse Belastungen. Eine solche akut auftretende Verstopfung sollte stets erst einmal mit bewährten Hausmitteln angegangen werden und nicht mit Abführmitteln, die dem Darm die Arbeit abnehmen und ihn erst richtig träge werden lassen. Bewährte Hausmittel gegen Verstopfung sind:

Kombuchatee
Ein Glas vor dem Essen trinken, mit einem Teelöffel Honig abschmecken.

Ballaststoffe
Weizenkleie und Leinsamen in einen Joghurt geben, Honig zufügen. Wer den zum Frühstück ißt, sollte spätestens am zweiten Tag durchschlagenden Erfolg haben.

Apfelmus
Morgens nüchtern einen frisch geschälten und geriebenen Apfel mit einem Teelöffel Honig essen. Putzt und entgiftet den Darm.

Tees
Bei spastischer Verstopfung, wenn trotz Krämpfen im Bauchraum kein Stuhlgang zustande kommt, hilft meist eine Teemischung aus Baldrian und Kamille zu gleichen Teilen, mit Honig gesüßt, in kleinen Schlucken langsam getrunken.

Chronische Verstopfung

Tauchen solche akuten Verstopfungszustände immer wieder auf, oder häufen sich in kurzer Zeit, wird Stuhl zu selten, zu unregelmäßig oder in zu kleinen Mengen abgesetzt, dann spricht man von chronischer Verstopfung. Dabei ist der Kot sehr stark eingedickt, hart, bröckelig, teilweise wie runde Kügelchen, die nur unter starkem Preßdruck ausgeschieden werden können, was wieder verheerende Folgen für etwa vorhandene Hämorrhoiden hat. Blähungen und Völlegefühl können dabei zu Appetitmangel führen.
Trotzdem ist der Leib dick aufgebläht. Da die Nahrungsschlacken zu lange im Darm bleiben und dort Fäulnis und Gärung auslösen, entstehen Gifte, die in den Körper zurückwirken. So kann eine Selbstvergiftung aus dem Darm kommen. Folgestörungen: Kopfschmerzen bis hin zur Migräne, rheumatische Gelenkschmerzen, Herzbeschwerden durch Zwerchfellhochstand wegen der erhöhten Gasbildung, Leber- und Gallestörungen (Entgiftungsstation!), Nierenstörung (Ausscheidungsfunktion), Hautunreinheiten, Akne, Nervosität, Müdigkeit und Vitalitätsverlust, Verstimmung bis zu Depressionen.
Abführmittel, gegen chronische Verstopfung eingenommen, bringen nur vorübergehende Hilfe. Danach muß die Dosis dauernd gesteigert werden und schließlich helfen sie gar nicht mehr. Nehmen solche »verstopfte« Patienten dann trotzdem gewohnheitsmäßig weiter Abführmittel ein – und das manchmal über Jahre! –, dann arbeiten die natürlichen Vorgänge der Peristaltik (Bewegung zum Wei-

tertransport) und der Verdauung (Umwandlung der Nahrungsstoffe) immer weniger. Aus einer Schwäche und Störung wird ein deutliches Krankheitsbild. Der Mißbrauch von Abführmitteln macht eine Entwöhnung notwendig, die ein Therapeut (Arzt, Heilpraktiker) durchführen sollte. Selbstbehandlung reicht da nicht mehr aus:

Tees
Je drei Eßlöffel Walnußblätter, Bitterkleeblätter, je zwei Eßlöffel Süßholz, Faulbaumrinde, Bärlappkraut und einen Eßlöffel Rhabarberwurzel zu einer Mischung verarbeiten. Davon immer einen Eßlöffel mit einer Tasse kochendem Wasser aufbrühen, sechs bis acht Minuten ziehen lassen und dann auf Trinkwärme abkühlen. Morgens und abends vor den Mahlzeiten je eine Tasse mit einem bis zwei Teelöffeln Honig trinken.

Vorbeugung
Jeden Morgen auf nüchternen Magen einen Eßlöffel Honig kann Verstopfungen im Vorwege verhindern.

Wadenkrämpfe, siehe Krampfadern

Warzen

Diese Hauterscheinung ist sehr hartnäckig und nicht zu unterschätzen. Wer schon mal versucht hat, die Sache mit einer Schere zu beenden, kennt die Auswirkung: Erstens wachsen die meisten Warzen kegelförmig tief ins Fleisch hinein (die Schere verursacht also Schmerzen) und zweitens streut man damit nur die Infektion und macht sich selbst viele neue Warzen. Wer statt dessen die Warze regelmäßig in Wasser einweicht und dann mit einem Naturheilmittel behandelt, ist besser beraten:

Tinktur
Aus einem Teelöffel Salz, einem Teelöffel Honig auf vier Teelöffel Apfelessig wird eine Flüssigkeit hergestellt, die man mehrfach täglich einreibt. Bald stellt man fest, daß die Warze für immer verschwindet und auch keine Geschwister mehr bekommt.

Wechseljahrebeschwerden

Über die Hormonsteuerung im Gehirn und die Eierstöcke wird der Zyklus und die Fruchtbarkeit der Frau reguliert. Irgendwann nach dem 40. Geburtstag läßt aber bei allen Frauen die Produktion der weiblichen Hormone Östrogen und Progesteron nach. Die Hirnanhangsdrüse registriert das und reagiert prompt mit dem Befehl, mehr Hormone auszuschütten, damit die Eierstöcke in Funktion bleiben. Aus diesem Ungleichgewicht resultieren die normalen Wechseljahrebeschwerden wie Schweißausbrüche, Herzjagen, Hitzewallungen, Schlafstörungen (siehe auch dort) und depressive Verstimmungen. Gynäkologen behandeln diese Beschwerden in aller Regel mit zusätzlichen Hormongaben (Östrogen, Progesteron). Bei allen Vorteilen bezüglich der Beschwerden sollte man aber nicht vergessen, daß hier ein massiver Eingriff in den Körper vorgenommen wird. Früher standen diese Hormone im Verdacht, Tumorbildungen im Gebärmutterbereich zu unterstützen, nach neuesten Forschungen ist das nicht so. Im Gegenteil: Frauen mit erblicher Vorbelastung in Sachen Krebs sollten sogar unbedingt zu den Hormonen greifen. Diejenigen aber, die normalgewichtig, sportlich und ernährungsbewußt (viele Milchprodukte essen) sind und kein solches familiäres Risiko tragen, können Naturheilmittel gegen ihre Wechseljahrebeschwerden anwenden:

Tees

Gegen Hitzewallungen und Schweißausbrüche hilft es, wenn Sie täglich eine Tasse Salbeitee trinken. Innerhalb von Tagen sollte das Problem gelindert sein. Gegen die Aufregung (Herzrasen) und die depressiven Verstimmungen ist das Johanniskraut (20 Gramm Kräuter auf 1 Liter kochendes Wasser, zehn Minuten ziehen lassen, abkühlen auf Trinkwärme, mit Honig anreichern) gewachsen.

Wunden

Spitze Welpenzähne, ein kurzer Pfotenschlag Ihrer Katze, das abgerutschte Kartoffelmesser oder der kochendheiße Topfdeckel – gegen all diese Wunden ist Honig ein sinnvolles Mittel. Er kann direkt aufgetragen werden (auch auf frische oder Brandwunden), er brennt nicht, wirkt ein bißchen wie Jod, hilft auch noch gegen Schmerzen und animiert die Haut zur schnellen Heilung.

Zahnfleischentzündungen

Manchmal nur wegen einer kleinen Verletzung, schlimmstenfalls aufgrund von Parodontose, beginnt das Zahnfleisch, verrückt zu spielen, blutet, entzündet sich, eitert und kann sogar zurückgehen:

Spülung
Auf je einen Teelöffel Zinnkraut, Johanniskraut und Walnußblätter wird eine Tasse kochendes Wasser gegossen, zehn Minuten ziehen und dann abkühlen lassen. Einen Teelöffel Honig hinzufügen und mehrfach täglich den Mund mit dieser Mischung spülen.

Propolis
Besonders die Asiaten schwören auf die ausgezeichnete Heilwirkung von Propolis im Mundbereich. Der Extrakt wird direkt angewendet. Sie können in Reformhäusern und Apotheken auch Zahnpflegemittel (Creme und Mundwasser) mit Propolisextrakt bekommen.

Honigrezepturen für die Körperpflege

Badezusätze

Fettige Haut

Ein *Kräuterbad* wirkt reinigend, fördert die Durchblutung und reguliert die Tätigkeit der Talgdrüsen, die bei fettiger Haut aus dem Gleichgewicht geraten sind.
Dazu nehmen Sie je eine halbe Handvoll:
Heublumen, Pfefferminze, Lavendel, Kamille, Fenchel, Lindenblüten, Rosmarin und Salbei.
Die Kräuter werden in eine große Schüssel gefüllt und mit soviel kochendem Wasser übergossen, bis sie ganz bedeckt sind. Eine Stunde lang läßt man alles ziehen, danach wird der Sud direkt durch einen Durchschlag ins Badewasser gegeben: die Kräuterrückstände werden im Durchschlag gut ausgepreßt. Überprüfen Sie die Temperatur des Badewassers (36 bis höchstens 39 Grad). Geben Sie dann eineinhalb Tassen Honig in die Wanne.

Mischhaut

Meersalz-Honig-Bad: 500 Gramm Meersalz werden in die trockene Wanne gegeben und mit dem einfließenden Warmwasser aufgelöst. Währenddessen 1 Liter Milch erwärmen (nicht kochen lassen, nicht 40 Grad übersteigen) und eine Tasse Honig darin auflösen. Etwa 15 bis 20 Minuten in der Wanne entspannen. Das Bad ist gleichermaßen pflegend und (durch das Salz) reinigend.

Normale Haut
Honig-pur-Baden: Stellt die Haut keine besonderen Anforderungen, kann man auch einfach eine bis zwei Tassen Honig (wegen des Geruchs kann es ruhig ein dunkle Sorte sein) ins Badewasser geben. Sonst nichts. Der Bienensaft löst sich völlig auf, hinterläßt keinen klebrigen Film, aber einen wunderbaren Duft auf der Haut.

Trockene Haut
Honig-pur-Bad mit Ölen: Für diesen Hauttyp ist Honig besonders geeignet, denn er regeneriert die angegriffene Oberfläche auf natürliche Weise. Und wenn man z. B. preiswerten und gar nicht schlechten Honig von Aldi verwendet, ist das Bad auch nicht so teuer. Erst mal wird das Badewasser auf eine Temperatur von 36 bis höchstens 39 Grad gebracht. Dann werden 2 Liter Milch pur hinzugefügt. Der 3. Liter Milch wird erwärmt (nicht kochen lassen, nicht 40 Grad übersteigen) und eine Tasse Honig darin aufgelöst. Dann ebenfalls in die Wanne geben. Wer unter sehr trockener Haut leidet, kann dem Badewasser auch noch einen Schuß Oliven-, Weizenkeim- oder Nachtkerzenöl beigeben. Wichtig: Gerade Menschen mit trockener Haut sollten eine Badezeit von 15 bis 20 Minuten nicht überschreiten, denn das würde die Haut sinnlos reizen, den Säuremantel weiter abbauen.

Cremes, Masken und Lotionen

Fettige Haut

Grundreinigung: Klingt widersinnig, ist aber eine schonende Art, der Haut buchstäblich auf den Grund zu gehen: Zuerst wird das Gesicht mit purem Mandelöl eingerieben. Dann mischt man 100 Gramm cremigen Honig (z. B. Wildblüte, Lindenblüte oder Klee) mit 25 Millilitern reinem Alkohol und 25 Millilitern destilliertem Wasser. Diese Creme wird mit einem Pinsel auf das geölte Gesicht aufgetragen. 20 Minuten einziehen lassen, dann mit lauwarmem Wasser abnehmen.

Eventuell mit folgendem Gesichtswasser nachbehandeln: 250 Milliliter Hamameliswasser aus der Apotheke mit einem Eßlöffel Honig vermischen, in eine dunkle Glasflasche geben und kühl lagern. Vor Gebrauch gründlich schütteln und dann mit einem Wattebausch und der Lösung das Gesicht reinigen. Hamamelis unterstützt die entzündungshemmende, hautstraffende Wirkung des Honigs optimal.

Mischhaut

Gurkenmaske: Hautstraffend, feuchtigkeitsspendend und an den richtigen Stellen heilend wirkt diese Packung aus einer halben geraspelten Salatgurke und einem Eßlöffel Honig. Der Brei wird auf Gesicht, Dekolleté und Hals verteilt, mit einem Tuch (möglichst Mull) abgedeckt und dann 20 bis 40 Minuten auf der Haut belassen. Im Sommer besonders angenehm: Die Maske mit einer Flasche Mineralwasser und nicht mit lauwarmem Leitungswasser abnehmen.

Normale Haut

Honig-Apfel-Maske: Einen Apfel schälen, fein reiben und mit einem Eßlöffel Honig vermischen. Den Brei über Gesicht, Hals und Dekolleté verteilen, mit Mulltuch (z. B. Stoffwindel) abdecken. 25 Minuten einwirken lassen und dann mit lauwarmem Wasser abnehmen. Stärkt und belebt die Haut.

Zitronen-Hautcreme: 10 Gramm Bienenwachs und die gleiche Menge Walrat in einem hohen Plastikgefäß im Wasserbad miteinander vermischen. Unter kräftigem Rühren 60 Milliliter Mandelöl zugeben und die Masse so lange weiterrühren, bis das Fett erkaltet ist. Dann eine Mischung aus einem Teelöffel Honig und einem Eßlöffel frischem Zitronensaft einrühren. Riecht phantastisch und versorgt die Haut ausgiebig mit wichtigen Nährstoffen und Vitamin C.

Trockene Haut

Honigwasser: Zur Reinigung der empfindlichen trockenen Haut ist dieses alte Rezept aus England wie geschaffen. Sie mischen 50 Milliliter Rosenwasser, 50 Milliliter Orangenblütenwasser und 25 Milliliter reinen Alkohol mit einem halben Teelöffel Honig und 3 Tropfen Melissenöl. In einer dunklen Flasche kühl lagern, vor Gebrauch schütteln, mit Wattebausch auftragen.

Bananenmaske: Eine Banane und die halbe Bananenschale mit dem Mixer cremig schlagen, einen Eßlöffel Honig hinzufügen, weiter mixen. Den feinen Brei auf Gesicht, Hals und Dekolleté auftragen, 30 Minuten einziehen lassen und mit lauwarmem Wasser abspülen. Da diese Maske sehr schnell braun und unappetitlich wird, lohnt es sich nicht, sie auf Vorrat zu produzieren.

Haarpflegemittel

Shampoo
Honig-Ei-Shampoo: Zwei Eigelb und ein Eiweiß werden mit dem Saft einer halben Zitrone und einem Teelöffel Honig vermischt. Bei trockenem Haar kann man auch noch einen halben Teelöffel Öl zugeben. Diese Menge reicht bei mittellangem Haar für zwei Wäschen, reinigt ausgezeichnet, schäumt aber nicht wie gewohnt. Das Naturshampoo muß sehr gut ausgespült werden, damit keine Eirückstände übrig bleiben.

Festiger
$1/4$ Liter Hamameliswasser und ein Teelöffel Honig werden gemischt und verschüttelt und dann nach der Wäsche ins handtuchtrockene Haar gesprüht (geht z. B. mit einem Wäsche-/Pflanzensprüher).

Spülungen
Honig mit warmem Wasser verrühren und ins Haar geben. Nach etwa einer Minute diese natürliche Spülung aus dem Haar mit viel Wasser ausspülen.